见微知著

—— 中医传统诊法发微

杨洪娟 著

中医古籍出版社

图书在版编目（CIP）数据

见微知著：中医传统诊法发微 / 杨洪娟著. -- 北京：中医古籍出版社，2021.9
ISBN 978-7-5152-2060-4

Ⅰ.①见… Ⅱ.①杨… Ⅲ.①中医诊断学—研究 Ⅳ.①R241

中国版本图书馆CIP数据核字(2021)第051413号

见微知著——中医传统诊法发微
杨洪娟　著

责任编辑	王益军
封面设计	映象视觉
出版发行	中医古籍出版社
社　　址	北京市东城区东直门内南小街16号（100700）
电　　话	010-64089446（总编室）010-64002949（发行部）
网　　址	www.zhongyiguji.com.cn
印　　刷	廊坊市鸿煊印刷有限公司
开　　本	710mm×1000mm　1/16
印　　张	11.5　彩插16页
字　　数	185千字
版　　次	2021年9月第1版　2021年9月第1次印刷
书　　号	ISBN 978-7-5152-2060-4
定　　价	68.00元

序

夫为医者，必先明诊法。诊法明，方能依据四诊所得资料对疾病做出判断，而后方能辨其证而论其治，是诊与断乃论治之前提。医者不明诊法之理，即如盲者夜行，眇然而无所从也。

中医学之诊法，丰富多彩，如星朗列，如珠之华，熠熠生辉。昔越人入虢之诊，望齐侯之色，而决死生；仲景望王粲之色而知患麻风。望诊之出神入化，信其言之不虚也。自《黄帝内经》以降，历代文献对诊法多有论述。在历史的长河中，指导着中医临床诊疗，形成了独特的体系，称之为中医学的瑰宝，绝非虚妄之言。然因其散见于多部典籍之中，如珠之断链，故学者每易偏于一隅，且多秘而自珍，难以发扬光大。高等中医药院校统编教材《中医诊断学》讲义，对望、闻、问、切四诊做了系统讲述，可谓惠及学子，育人无数。然因篇幅所限，难免挂漏之虞。因而对中医历代传统诊法探掘发微，是一项必行而又艰巨的工作，非有志者难以当其任。

河北医科大学第一医院杨洪娟教授，家学渊源，毕业于高等中医院校，且师承多位名师，又在国家中医药管理局全国优秀中医临床人才第三批研修班深造三年，既有高学历，又有家传师授，且临床实践30余年，在临床中，尤重脉诊与望诊，并多有建树，可谓学验俱丰。洪娟教授集多年临床经验，又勤求古训，广搜博引，上自《内》《难》，下及诸家，将中医诊法有关论述辑义钩玄，著成《见微知著——中医传统诊法发微》一书。其书中，于望诊与切诊着墨尤多。古人对望诊尤为重视，经云："望而知之谓之神……切而知之谓之巧。"可见洪娟教授于诊法之道，神且巧矣。书中的望诊部分，有整体望诊、局部望诊、面诊、舌诊、手诊、耳诊、经络诊诸项。切诊中，于脉诊颇有发挥。书中既阐明诊察方法、主病，又附临床验案，且图文并茂，切合临床应用，给读者以启迪，颇值研读。

尤令人欣喜者，此书获国医大师、全国优秀中医人才研修项目中医药经典培训班班主任孙光荣老先生题写书名，可谓之立地增辉矣！

稿成，洪娟教授惠我先睹，并嘱为之序。读后颇有所得，且多感慨。作为一名临床工作者，洪娟教授诊务繁忙，常常患者盈门，无暇午餐，甚至感动患者视之为女儿，为之送饭。在这样的条件下，能坚持数十年，搜集资料，参以心得，著书立说，着实难能可贵。其医德、医风、医技可见一斑，令人感佩，故欣然命笔，为此拙文并代序焉。

北京中医药大学 刘景源

二〇一九年七月十三日

前　言

近几年，我在临床及河北医科大学中西结合学院带教过程中，有很多困惑。学生毕业后，不能根据中医的思维理念去从事临床，甚至常常用西医思维套用中药，或只会对症用药堆砌成方，临床疗效甚微。学生也常常带着烦恼来找我述说。如何把中医学理论体系呈现给学生，让学生从纷繁的医学书籍中选读，尽快建立中医思维，临床尽快取得疗效，成为我思考的问题。

中医思维体系是天地自然的融合，即"天人合一"，临床上怎样建立起自然和人体相统一、人与天地相参的思维体系，怎样才能让更多的中医人回归中医、建立中医思维，是写这本书的初衷。

我虽然有30余年的临床经历，治愈了无数患者，在社会上有了一定的影响，也积累了大量的病例及临床资料，但总觉得这些思想还不够完善，出书还不够成熟。偶然一次机会，在与领导交谈过程中，他提到"任何东西都有不完美性，第一次写书也一样，如果觉得有不完美的地方，可以再版时逐渐完善"。正是这位领导的鼓励，以及广大热爱中医的患者和众多学生的期待，促使我写这本书。

在临床中我发现通过舌诊、手诊、脉诊、耳诊、面诊及察经脉中的微象变化，诸象合参，可增加对疾病诊断的准确性。由于人的体表组织器官的整体性、一致性，在临床中，其中任何一项的变化都可以作为提示性诊断。如果把六项中的面诊、脉诊及其中的任何一项综合分析，结合五行与脏腑的生克乘侮关系，判断疾病的病因病机，诊断即可快速成立。譬如通过面诊的满布褐斑、脉诊的右寸沉或伏、肺经上的黑痣，有这三点一致性标志，即可判断患者的临床症状可能有咳嗽、喷嚏、流涕、鼻塞等症状。这就是肺系疾病，可能是鼻渊、哮喘、肺部结节、皮疹等。运用这样的思维，再结合化验、彩超、CT，就可以验证这种思维诊断的准确性，为中医治疗提供了有力依据。希望本书可以帮助初学中医的学生尽快建立中医思维，形成诊治疾病的临床思路，也为广大中医爱好者提供自我诊疗保健的思维方法。这种"见微知著"的诊察方法，可以通过身体微小的变化，推测疾病的产生以及发展趋势，起到"未病先防"的作用。

  本书的出版，感恩国医大师孙光荣教授惠赐题写书名。感恩吾师——北京中医药大学刘景源教授的大力支持，百忙中给予中医古籍知识、文字及内容调整等方面的悉心指导并作序。感谢赵甫刚、高玉伟、赵海红、王兴华、李丹露、王涛、韩进波、陈素枝等医师在本书写作过程中付出的努力和辛苦。书中存在的差错，望读者惠予指正。

杨洪娟

二〇一九年九月

目 录

第一章 望 诊 ·· 1
第一节 《内经》《难经》与望诊有关的论述 ················ 1
第二节 望 神 ·· 6
第三节 望身形 ·· 9
第四节 望头面 ·· 12
第五节 望 舌 ·· 26
第六节 典型病例 ·· 35

第二章 脉 诊 ·· 39
第一节 《内经》《难经》与脉诊有关的记载 ·············· 39
第二节 脉的生理（脉本）·· 41
第三节 切脉方法 ·· 43
第四节 27种脉象（《濒湖脉学》）······························ 45
第五节 脉谱图 ·· 52
第六节 其他注意事项 ·· 54
第七节 临床应用 ·· 55
第八节 典型病例 ·· 65

第三章 腹 诊 ·· 67
第一节 《内经》《难经》与腹诊有关的论述 ·············· 67
第二节 腹诊概述 ·· 68
第三节 腹诊原理 ·· 68
第四节 腹诊部位 ·· 69
第五节 腹证简介 ·· 70
第六节 腹诊方法简述 ·· 73
第七节 腹诊临床意义 ·· 76
第八节 典型病例 ·· 78

第四章 手 诊 ……………………………………………… 79

第一节 《内经》《难经》与手诊有关的论述 …………… 79
第二节 什么是手诊 ……………………………………… 82
第三节 手诊的历史 ……………………………………… 82
第四节 五脏六腑手掌分区 ……………………………… 83
第五节 手部经络与疾病 ………………………………… 88
第六节 手感知疾病 ……………………………………… 89
第七节 掌色辨疾病 ……………………………………… 90
第八节 掌纹观疾病 ……………………………………… 92
第九节 掌形识疾病 ……………………………………… 93
第十节 手指察疾病 ……………………………………… 95
第十一节 观斑明疾病 …………………………………… 98
第十二节 三关定疾病 …………………………………… 100
第十三节 各种疾病手诊表现 …………………………… 102
第十四节 典型病例 ……………………………………… 108

第五章 耳 诊 ……………………………………………… 109

第一节 《内经》《难经》与耳诊有关的论述 …………… 109
第二节 耳诊的分论 ……………………………………… 112
第三节 临床应用 ………………………………………… 122
第四节 耳穴视（触）诊歌诀 …………………………… 124
第五节 典型病例 ………………………………………… 125

第六章 经络诊 …………………………………………… 127

第一节 《内经》《难经》与经络诊有关的论述 ………… 127
第二节 经络总论 ………………………………………… 128
第三节 腧 穴 …………………………………………… 132
第四节 经络诊察 ………………………………………… 134
第五节 十二经的循行、主病及临床应用 ……………… 136
第六节 奇经八脉 ………………………………………… 150
第七节 典型病例 ………………………………………… 159

附：彩 插 ………………………………………………… 161

第一章 望 诊

第一节 《内经》《难经》与望诊有关的论述

一、《内经》记载

(一)《内经》面部望诊分布

《灵枢·五阅五使》：五官者，五脏之阅也……脉出于气口，色见于明堂。五色更出，以应五时，各如其常，经气入脏，必当治里……鼻者，肺之官也；目者，肝之官也；口唇者，脾之官也；舌者，心之官也；耳者，肾之官也……以候五脏。故肺病者，喘息鼻张；肝病者，眦青；脾病者，唇黄；心病者，舌卷短，颧赤；肾病者，颧与颜黑……五官不辨，阙庭不张，小其明堂，蕃蔽不见，又埤其墙，墙下无基，垂角去外。如是者，虽平常殆，况加疾哉！

《灵枢·五色》：庭者，首面也；阙上者，咽喉也；阙中者，肺也；下极者，心也；直下者，肝也；肝左者，胆也；下者，脾也；方上者，胃也；中央者，大肠也；挟大肠者，肾也；当肾者，脐也；面王以上者，小肠也，面王以下者，膀胱子处也；颧者，肩也；颧后者，臂也；臂下者，手也；目内眦上者，膺乳也；挟绳而上者，背也；循牙车以下者，股也；中央者，膝也；膝以下者，胫也；当胫以下者，足也；巨分者，股里也；巨屈者，膝膑也。此五脏六腑肢节之部也，各有部分。有部分，用阴和阳，用阳和阴，当明部分，万举万当。能别左右，是谓大道；男女异位，故曰阴阳。

(二)《内经》面诊十法纲领

《灵枢·五色》：审察泽夭，谓之良工。沉浊为内，浮泽为外。黄赤为风，青黑为痛，白为寒，黄而膏润为脓，赤甚者为血，痛甚为挛，寒甚为皮不仁。五色各见其部，察其浮沉，以知浅深；察其泽夭，以观成败；察其散抟，以知远近；视色上下，以知病处；积神于心，以知往今。故相气不微，不知是非，属意勿去，乃知新故。色明不粗，沉夭为甚；不明不泽，其病不甚。其色散，驹驹然，未有聚；其病散而气痛，聚未成也。肾乘心，心先病，肾为应，色皆如是。

男子色在于面王，为小腹痛；下为卵痛；其圜直为茎痛，高为本，下为首，狐疝㿉阴之属也。女子在于面王，为膀胱子处之病，散为痛，抟为聚，方员左右，各如其色形。其随而下至胝，为淫，有润如膏状，为暴食不洁。

左为左，右为右。其色有邪，聚散而不端，面色所指者也。色者，青黑赤白黄，皆端满有别乡。别乡赤者，其色赤，大如榆荚，在面王为不月。其色上锐，首空上向，下锐下向，在左右如法。以五色命脏，青为肝，赤为心，白为肺，黄为脾，黑为肾。肝合筋，心合脉，肺合皮，脾合肉，肾合骨也。

《素问·玉机真藏论》：凡治病，察其形气色泽……形气相得，谓之可治；色泽以浮，谓之易已……形气相失，色夭不泽，谓之难已。

(三)《内经》面诊五色主病

雷公曰：五官之辨，奈何？黄帝曰：明堂骨高以起，平以直，五脏次于中央，六腑挟其两侧，首面上于阙庭，王宫在于下极，五脏安于胸中，真色以致，病色不见，明堂润泽以清，五官恶得无辨乎？

雷公曰：其不辨者，可得闻乎？黄帝曰：五色之见也，各出其色部。部骨陷者，必不免于病矣。其色部乘袭者，虽病甚，不死矣。

雷公曰：官五色奈何？黄帝曰：青黑为痛，黄赤为热，白为寒，是谓五官。

雷公曰：以色言病之间甚，奈何？黄帝曰：其色粗以明者为间，沉夭者为甚，其色上行者，病益甚；其色下行，如云彻散者，病方已。五色各有脏部，有外部，有内部也。色从外部走内部者，其病从外走内；其色从内走外者，其病从内走外。病生于内者，先治其阴，后治其阳，反者益甚。其病生于阳者，先治其外，后治其内，反者益甚。其脉滑大以代而长者，病从外来，目有所见，志有所恶，此阳气之并也，可变而已。

雷公曰：小子闻风者，百病之始也；厥逆者，寒湿之起也，别之奈何？黄帝曰：常候阙中，薄泽为风，冲浊为痹。在地为厥。此其常也；各以其色言其病。

雷公曰：人不病卒死，何以知之？黄帝曰：大气入于脏腑者，不病而卒死矣。

雷公曰：病小愈而卒死者，何以知之？黄帝曰：赤色出两颧，大如拇指者，病虽小愈，必卒死。黑色出于庭，大如拇指，必不病而卒死。

《素问·刺热》：肝热病者，左颊先赤；心热病者，颜先赤；脾热病者，鼻先赤；肺热病者，右颊先赤；肾热病者，颐先赤。病虽未发，见赤色者刺之，名曰治未病。

(四)《内经》面诊五色吉凶

《素问·脉要精微论》：夫精明五色者，气之华也，赤欲如白裹朱，不欲如赭；白欲如鹅羽，不欲如盐；青欲如苍璧之泽，不欲如蓝；黄欲如罗裹雄黄，不欲如黄土；黑欲如重漆色，不欲如地苍。五色精微象见矣，其寿不久也。夫精明者，所以视万物，别白黑，审短长。以长为短，以白为黑，如是则精衰矣。

《素问·五藏生成》：五藏之气，故色见青如草兹者死，黄如枳实者死，黑如炲者死，赤如衃血者死，白如枯骨者死，此五色之见死也。青如翠羽者生，赤如鸡冠者生，黄如蟹腹者生，白如豕膏者生，黑如乌羽者生，此五色之见生也。生于心，如以缟裹朱；生于肺，如以缟裹红；生于肝，如以缟裹绀；生于脾，如以缟裹瓜蒌实；生于肾，如以缟裹紫，此五藏所生之外荣也。

(五)《内经》面诊五色生克

《素问·五藏生成》：凡相五色之奇脉，面黄目青，面黄目赤，面黄目白，面黄目黑者，皆不死也。面青目赤，面赤目白，面青目黑，面黑目白，面赤目青，皆死也。

二、《难经》记载

《难经·十三难》曰：经言见其色而不得其脉，反得相胜之脉者，即死；得相生之脉者，病即自已。色之与脉，当参相应，为之奈何？

然：五脏有五色，皆见于面，亦当与寸口、尺内相应。假令色青，其脉当弦而急；色赤，其脉浮大而散；色黄，其脉中缓而大；色白，其脉浮涩而短；色黑，其脉沉濡而滑。此所谓五色之与脉，当参相应也。脉数，尺之皮肤亦数；脉急，尺之皮肤亦急；脉缓，尺之皮肤亦缓；脉涩，尺之皮肤亦涩；脉滑，尺之皮肤亦滑。五脏各有声、色、臭、味，当与寸口、尺内相应。其不应者，病也。假令色青，其脉浮涩而短，若大而缓，为相胜；浮大而散，若小而滑，为相生也。经言知一为下工，知二为中工，知三为上工。上工者十全九，中工者十全七，下工者十全六，此之谓也。

《难经·十六难》曰：脉有三部九候，有阴阳，有轻重，有六十首，一脉变为四时，离圣久远，各自是其法，何以别之？

然，是其病，有内外证。

其病为之奈何？

然，假令得肝脉，其外证：善洁，面青，善怒；其内证：脐左有动气，按之牢若痛；其病：四肢满，闭癃，溲便难，转筋。有是者肝也，无是者非也。

假令得心脉，其外证：面赤、口干、喜笑；其内证：脐上有动气，按之牢若痛；其病：烦心，心痛，掌中热而哕。有是者心也，无是者非也。

假令得脾脉，其外证：面黄，善噫，善思，善味；其内证：当脐有动气，按之牢若痛；其病：腹胀满，食不消，体重，节痛，怠惰，嗜卧，四肢不收。有是者脾也，无是者非也。

假令得肺脉，其外证：面白，善嚏，悲愁不乐，欲哭；其内证：脐右有动气，按之牢若痛；其病：喘咳，洒淅寒热。有是者肺也，无是者非也。

假令得肾脉，其外证：面黑，善恐，善欠；其内证：脐下有动气，按之牢若痛。其病：逆气，小腹急痛，泄如下重，足胫寒而逆。有是者肾也，无是者非也。

《难经·三十四难》曰：五脏各有声、色、臭、味、液，皆可晓知以不？

肝色青，其臭臊，其味酸，其声呼，其液泣；心色赤，其臭焦，其味苦，其声言，其液汗；脾色黄，其臭香，其味甘，其声歌，其液涎；肺色白，其臭腥，其味辛，其声哭，其液涕；肾色黑，其臭腐，其味咸，其声呻，其液唾。是五藏声、色、臭、味、液也。

《难经·六十一难》曰：经言，望而知之谓之神，闻而知之谓之圣，问而知之谓之工，切脉而知之谓之巧。何谓也？

然：望而知之者，望见其五色，以知其病。闻而知之者，闻其五音，以别其病。问而知之者，问其所欲五味，以知其病所起所在也。切脉而知之者，诊其寸口，视其虚实，以知其病，病在何臟腑也。经言，以外知之曰圣，以内知之曰神，此之谓也。

《灵枢》经云："视其外应，以知其内脏，则知所病矣。"内脏的功能活动及相互关系的异常变化，可以反映到体表的相应器官，出现色泽、声音、形态等诸方面的变化。察皮肤之滑涩，可知津液之盈亏；腠理之疏密，可测营卫之强弱；肌肉之松紧，可辨胃气之虚实；筋膜的粗细，可别肝血之盈亏；骨骼的坚脆，可析肾气之盛衰。

人体面色分常色与病色。常色乃健康人皮肤的色泽，其特征是光明润泽，含蓄不露。常色又分正色与客色。人所属种族的皮肤之正常颜色称为正色。我国人的正常面色是红黄隐隐，荣润光泽。然由个体差异，正常面色亦稍有变化，人有老少之分，老人不宜色嫩，少年不宜色枯。随外界、情绪、气候等因素的变化所显现出的色称为客色，邪气入侵，皮肤所显之色泽，称为病色。

由于内脏精气的华彩外现于颜面，看病必察色，察色必观面。通过观察面部色泽的变化，"五脏之色，随五形之人而见，百岁不变"。五形人所属之色为正色。一要观察红、黄、青、白、黑五种颜色的变化，二须观察颜色的润泽情况，注意光泽明亮和晦暗无光之间的变化来预测体内病变。而颜色之浮沉、清浊、微甚、散抟、夭泽为察色十法，它是对各种颜色变化的观察而判断病情发展的主要方法。

浮沉：判断病变之表里。若病色浮露，如涂在表面，表示病在浅层，病变较轻。沉，指颜色深隐不明显，表示病在里。初浮后沉，是病由表入里，表明病情加重；初沉后浮，是病由里出表，表示病情向好的方向转化。

清浊：判断病变之阴阳。清，如天气晴朗，指颜色清明显亮，属阳。浊，如天气阴雨，指颜色混浊晦暗，属阴。清表示正气虚，浊表示邪气胜。由清变浊表示由阳转阴，病情加重；反之由浊转清，表示病情转轻。

微甚：判断病变之程度，病人抵抗力之强弱。微，指颜色浅淡，病势轻，表示正气不足。甚，指颜色深、浓，表示邪气盛，病势较重。若颜色由微变甚，表示病情转重；反之，则由重转轻。

散抟：判断病变之新久。散，指疏离，病色如云雾状，表示新病。抟，指聚集，病色如云聚色浓之象，表示久病。先散后抟，病变加重，先抟后散，病变转轻。

泽夭：观察病情的发展与预后，在望色中最具实际意义。泽，指气色润泽，光彩明亮，说明疾病的发展及预后效果好。夭，指气色枯槁，晦暗无光，说明疾病的发展及预后不好。同一种颜色，由于泽、夭之不同，结果自然不同。

《内经》五色合五行，青赤黄白黑五色，合于木火土金水五行，再以五行联系五脏，以五色认识五脏病变。不仅如此，还可以运用五行生克的原理，从五色的不同表现之中，分析疾病的变化，判断疾病的予后。

"有诸内，必形诸于外"；"视其外应，以知其内脏，则知所病矣"。这就决定了中医学可以通过五官、形体、色脉等外在的异常表现，由表及里推断和了解内脏之病变，从而做出正确的诊断以做治疗的根据。如舌体通过经络直接或间接地与五脏相通，人体内部脏腑的虚实、气血的盛衰、津液的盈亏，以及疾病的轻重顺逆，都可通过经络而呈现于外，所以通过观察患者的外部形态可以测知内脏的功能状态。

第二节　望　神

望神就是观察人体生命活动的外在表现，即观察人的精神状态和机能状态。

神是人体生命活动的总称，其概念有广义和狭义之分：广义的神，是指整个人体生命活动的外在表现，可以说神就是生命；狭义的神，乃指人的精神活动,可以说神就是精神,望神应包括这两方面的内容。

神是以精气为物质基础的一种机能,是五脏所生之外荣。望神可以了解五脏精气的盛衰和病情轻重与预后。望神应重点观察病人的精神、意识、面目表情、形体动作、反应能力等,尤应重视眼神的变化。望神的内容包括得神、失神、假神,此外神气不足、神志异常等也应属于望神的内容。

一、得　神

得神又称有神,是精充气足神旺的表现。在病中,则虽病而正气未伤,是病轻的表现,预后良好。

得神的表现是:神志清楚,语言清晰,面色荣润含蓄,表情丰富自然;目光明亮,精彩内含;反应灵敏,动作灵活,体态自如;呼吸平稳,肌肉不削。

得神:有神,精充气足神旺。

面色:面色润泽含蓄。

两目:活动灵敏,精彩内含,炯炯有神。

言语呼吸:言语正常,呼吸气息平顺。

形态:形体壮实,肌肉不削,形体活动正常。

精神:精神充沛,神清,对外界反应合理。

饮食:正常或稍减。

临床意义:正气未伤,脏腑功能未衰,病轻预后好。

二、失　神

失神又称无神,是精损气亏神衰的表现。病至此,已属重笃,预后不良。

失神的表现是:精神萎靡,言语不清,或神昏谵语,循衣摸床,撮空理线,或卒倒而目闭口开;面色晦暗,表情淡漠或呆板;目暗睛迷,精神呆滞;反应迟钝,动作失灵,强迫体位;呼吸气微或喘;周身大肉已脱。

失神:无神,精损气亏神衰。

面色:晦暗暴露。

两目:活动迟钝,目无精采。

言语呼吸:言语失常,呼吸气息低弱。

形态：形体瘦弱，大肉已脱，强迫体位，反应迟钝，烦躁不安，循衣摸床，撮空理线。

精神：神志不清，精神萎靡不振，对外界反应失常。

临床意义：正气已伤，脏腑功能衰败（虚）。

三、假　神

假神是垂危患者出现的精神暂时好转的假象，是临终的预兆，并非佳兆。

假神的表现是：久病重病之人，本已失神，但突然精神转佳，目光转亮，言语不休，想见亲人；或病至语声低微断续，忽而响亮起来；或原来面色晦暗，突然颧赤如妆；或本来毫无食欲，忽然食欲增强。

假神与病情好转的区别在于：假神的出现比较突然，其"好转"与整个病情不相符，只是局部的和暂时的。由无神转为有神，是整个病情的好转，有一个逐渐变化的过程。

假神之所以出现，是由于精气衰竭已极，阴不敛阳，阳虚无所依附而外越，以致暴露出一时"好转"的假象。这是阴阳即将离绝的危候，古人比作"残灯复明""回光反照"。

四、神气不足

神气不足是轻度失神的表现，与失神状态只是程度上的区别。它介于有神和无神之间，常见于虚证患者，所以更为多见。

神气不足的临床表现是：精神不振，健忘困倦，声低懒言，怠惰乏力，动作迟缓等等。多属心脾两亏，或肾阳不足。

五、神志异常

神志异常也是失神的一种表现，但与精气衰竭的失神则有本质上的不同，一般包括烦躁不安，以及癫、狂、痫等。这些都是由特殊的病机和发病规律所决定的，其失神表现并不一定意味着病情的严重性。

烦躁不安，即心中烦热不安，手足躁扰不宁。烦与躁不同，烦为自觉症状，如烦恼；躁为他觉症状，如躁狂、躁动等，多与心经有火有关，可见于邪热内郁、痰火扰心、阴虚火旺等证。

癫病表现为淡漠寡言，闷闷不乐，精神痴呆，喃喃自语，或哭笑无常。多由痰气郁结，阻蔽神明所致，亦有神不守舍，心脾两虚者。

狂病多表现为疯狂怒骂，打人毁物，妄行不休，少卧不饥，甚则登高而歌，弃衣而走。多因肝郁化火、痰火上扰神明所致。

痫病表现为突然昏倒，口吐涎沫，四肢抽搐，醒后如常。多由肝风挟痰，上窜蒙蔽清窍，或属痰火扰心，引动肝风。

第三节　望身形

望形体即望人体的宏观外貌，包括身体的强弱胖瘦、体型特征、躯干四肢、皮肉筋骨等。人的形体组织内合五脏，故望形体可以测知内脏精气的盛衰。内盛则外强，内衰则外弱。

人的形体有壮、弱、肥、瘦之分。凡形体强壮者，多表现为骨骼粗大，胸廓宽厚，肌肉强健，皮肤润泽，反映脏腑精气充实，虽然有病，但正气尚充，预后多佳。

凡形体衰弱者，多表现为骨骼细小，胸廓狭窄，肌肉消瘦，皮肤干涩，反映脏腑精气不足，体弱易病，若病则预后较差。

肥而食少为形盛气虚，多肤白无华，少气乏力，精神不振。这类病人还常因阳虚水湿不化而聚湿生痰，故有"肥人多湿"之说。

如瘦而食少为脾胃虚弱，形体消瘦，皮肤干燥不荣，并常伴有两颧发红，潮热盗汗，五心烦热等症者，多属阴血不足，内有虚火之证，故又有"瘦人多火"之说。其严重者，消瘦若达到"大肉脱失"的程度，卧床不起，则是脏腑精气衰竭的危象。

一、分部望诊

（一）颈肩部望诊

1. 颈肩部凸起——富贵包（见彩插　图1-1）。多见于体态较胖者，位于颈胸交界处，第七颈椎棘突下，即大椎穴处。富贵包主要是因阳气渐弱、寒湿痰浊瘀积造成。大椎穴为头颈交接之处，头为诸阳之会，大椎则为诸阳经、阳气上通下达的枢纽，《甲乙经》称之为"三阳，督脉之会"，而《铜人》则称之为"手足三阳，督脉之会"。因此，大椎是手足三阳经和督脉交会之处，总领周身阳气，此处可谓是交通要塞，所以大椎堪称阳中之阳。

大椎穴不通或者阳气不能振奋，会堵塞人体七条经络：督脉、膀胱经、大肠经、小肠经、三焦经、胆经、胃经，经络不通致使阳气衰退，寒湿痰浊瘀血渐成，气血运行不畅导致富贵包形成。

2. 颈肩部凹陷——肩背部凹陷，多见于先天禀赋不足，后天失养，致髓海空虚者。

(二) 胸部望诊

正常人胸部外形两侧对称，呼吸时活动自如。

1. 胸部胀满突起——小儿胸廓向前向外突起，变成畸形，称为鸡胸，多因先天不足，后天失调，骨骼失于充养。若胸似桶状（见彩插 图1-2），咳喘、羸瘦者，是风邪痰热壅滞肺气所致。患者肋间饱胀，咳则引痛，常见于饮停胸胁之悬饮证。如肋部硬块突起，连如串珠，是佝偻病，因肾精不足，骨质不坚，骨软变形。乳房局部红肿，甚至溃破流脓的，是乳痈，多因肝失疏泄，乳汁不畅，乳络壅滞而成。

2. 胸部扁平凹陷——扁平胸（见彩插 图1-3），可见胸廓的前后径比左右径小得多，呈扁平形，颈部细长，锁骨突出，锁骨上下凹陷，多见于先天禀赋不足、肺痨等证。胸部一侧胸壁内陷而扁平，另一侧膨隆，多伴有呼吸不利，多见于慢性病肺痨以及肿瘤之痰饮阻塞、血水壅瘀者；急性发作可见于气胸、结核性及癌性所致胸腔积液等。胸廓凹陷呈漏斗状者（见彩插 图1-4）多见于先天性畸形，前壁的胸部、肋骨和胸骨生长异常所致。

(三) 腹部望诊

1. 腹部膨隆——蛙状腹（见彩插 图1-5），多为肥胖有痰湿，或阳虚有寒之人。全腹膨隆，腹皮绷急，胀大如鼓者，称为臌胀。其中，立、卧位腹部均高起，按之不坚者为气臌，由气机郁滞或气虚不行所致。若立位腹部膨胀，卧位则平坦，摊向身体两侧的，属水臌，系因肝脾受伤，疏运失常，气血交阻，水气内停所致。腹部局部膨隆，多为痈肿、癥瘕、积聚所致包块。

2. 腹部凹陷——腹形态小者，为多素体消瘦、偏阴虚之人。腹部凹陷如舟者，称舟状腹（见彩插 图1-6），多见于久病之人，脾胃元气大亏，或新病阴津耗损，不充形体。

另外，腹部青筋暴露（见彩插 图1-7），多为腹部静脉曲张，腹腔压力大者；腹部有瘀痕，按之即消，释手即现者，为肝硬化腹水病人的表现；腹部有瘀点者，应警惕出血性病变，如流行性出血热等；腹部有气从下腹上冲咽喉者，可见于奔豚或有水饮的病人。

（四）四肢望诊

1. 四肢粗大——四肢红肿为瘀血、热毒；胫肿或跗肿，指压留痕，都是水肿之征，为肺、脾、肾功能失常，水湿停留。下肢肿胀，皮肤增厚、粗糙、坚如橡皮，又称"橡皮腿"（见彩插 图1-8），丝虫病。小腿青筋怒张，形似蚯蚓，称为"下肢青筋暴露"（见彩插 图1-9），多因寒湿侵袭，络脉瘀阻。关节肿大变形，屈伸不利，伴有疼痛、重着，为痹证，多由风寒湿邪闭阻经络或风湿郁久化热所致。以寒战、发热起病，可有全身不适，伴皮肤瘙痒、红肿，如涂丹砂，生于面部，称"抱头火丹"，发于小腿，称"流火"（见彩插 图1-10）。

2. 四肢瘦削——四肢肌肉萎缩，肢体软弱无力，甚至手不能握物，足不能任地，常见于痿证（见彩插 图1-11）。常因肺热伤津，或湿热侵袭，或脾胃虚弱，或肝肾亏虚；或瘀血阻滞，导致筋脉弛缓不用。足膝肿大而股胫瘦削，形如鹤膝，皮色不变者，是鹤膝风，多由脾胃虚弱或寒湿久留、气血亏虚而致。

二、人与五行

《灵枢·阴阳二十五人》指出："先立五形金木水火土，别其五色，异其五形之人。"即按木火土金水的五行特征，结合心理情性，将大部分人群分为五大类，即木形之人、火形之人、土形之人、金形之人、水形之人。

1. 木形之人："苍色小头，长面，大肩背，直身小手足"。木形人的外表面长瘦而露骨，上宽下窄，色偏青，身材细高，肩背耸直，脚步高压有声，语音直而短，齿音重，气度轩昂，生气时面带凶气，多现青色。

2. 火形之人："赤色""锐面小头""小手足""肩背肉满"。火形人面上尖中宽，多丰满，色偏红，走路摇摆，行动急速，说话声音尖多破，舌音重，毛发稀疏，气度岸然，生气时面红目赤。

3. 土形之人："黄色，圆面，大头，美肩背，大腹，美股胫，小手足，多肉"。土形人面容丰厚多方，色偏黄，背隆腰厚，唇厚，手背厚，行动稳重，语音宽宏，鼻音重，气度沉稳，生气时面色发黄。

4. 金形之人："方面白色，小头，小肩背，小腹，小手足"。金形人面形长方，色偏白，颧稍高，唇薄齿利，身段苗条，眉清目秀，举止清灵，气度活泼，说话声音响亮，生气时面色苍白。

5. 水形之人："黑色，面不平，大头""小肩大腹""背部长"。水形人面形多肥，漫团，下稍宽，色偏黑，眉粗目大，行动迟缓，语音慢而低，喉音重，气度和蔼，生气时色发暗。

第四节 望头面

一、望头与望发

（一）望 头

望头部主要是观察头之外形、动态及头发的色质变化及脱落情况，以了解脑、肾的病变及气血的盛衰。

望头形：小儿头形过大或过小，伴有智力低下者，多因先天不足，肾精亏虚。望小儿头部，须诊察颅囟。若小儿囟门凹陷，称为囟陷，是津液损伤、脑髓不足之虚证；囟门高突，称囟填，多为热邪亢盛，见于脑髓有病；若小儿囟门迟迟不能闭合，称为解颅，是为肾气不足、发育不良的表现。无论大人或小儿，头摇不能自主者，多为肝风内动。

（二）望 发

正常人头发多浓密色黑而润泽，是肾气充盛的表现，发稀疏不长，是肾气亏虚之候。

1. 发黄：指发黄干枯，久病落发，多为精血不足，可见于大病后或慢性虚损病人。小儿头发稀疏黄软，生长迟缓，甚至久不生发，多因先天不足、肾精亏损所致；小儿发结如穗，枯黄无泽，多属于疳积。

2. 发白：指青年白发。发白伴有耳鸣、腰酸等症者，属肾虚；伴有失眠健忘等症者，为劳神伤血所致。白发集中在巅顶部者病在厥阴经（见彩插 图1-12），为肝血不足所致；白发集中在前头部者病在阳明经（见彩插 图1-13），为胃经有寒所致；白发集中在侧头部者病在少阳经（见彩插 图1-14），为胆经不通所致；白发集中在后头部者病在太阳经，为膀胱经有寒所致。发白有因先天禀赋所致者，不属病态。

3. 脱发：片状脱发，显露圆形或椭圆形光亮头皮，称为斑秃，多为血虚受风所致。青少年落发，多因肾虚或血热。

二、望面部

（一）望　色

望色就是医者观察患者面部颜色与光泽的一种望诊方法，颜色就是色调变化，光泽则是明度变化。色与泽，又称"气色"，色属阴，主血，反映血液的盈亏；泽属阳，主气，反映脏腑精气和津液盛衰。古人把颜色分为五种，即青、赤、黄、白、黑，称为五色诊。五色诊的部位既有面部，又包括全身，所以有面部五色诊和全身五色诊，称望色，但由于五色的变化，在面部表现最明显，因此，常以望面色来阐述五色诊的内容。

气和色的关系，气指生机，隐含于皮肤之内；色指血色，彰显于皮肤之表。望面色要注意识别常色与病色。

1. 常色

常色是人在正常生理状态时的面部色泽。常色又有主色、客色之分。

（1）主色

所谓主色，是指人终生不改变的基本肤色、面色。由于民族、禀赋、体质不同，每个人的肤色不完全一致。我国人民属于黄色人种，一般肤色都呈微黄，所以古人微黄为正色。在此基础上，有些人可有略白、较黑、稍红等差异。

（2）客色

人与自然环境相应，由于生活条件的变动，人的面色、肤色也相应变化，叫做客色。例如，随四时、昼夜、阴晴等天时的变化，面色亦相应改变。再如，由于年龄、饮食、起居、寒暖、情绪等等变化，也可引起面色变化，也属于客色。

总之，常色有主色、客色之分，其共同特征是：明亮润泽，隐然含蓄。

2. 病色

病色是指人体在疾病状态时的面部颜色与光泽，可以认为除上述常色之外，其他一切反常的颜色都属病色。病色有青、黄、赤、白、黑五种，现将五色主病分述如下：

（1）青色：主寒证、痛证、瘀血证、惊风证、肝病。

面色淡青，有光泽，为木型人正常之色或春季正常面色。

青色为经脉阻滞、气血不通之象。寒主收引主凝滞，寒盛而留于血脉，则气滞血瘀，故面色发青。经脉气血不通，不通则痛，故痛也可见青色。肝病气机失于疏泄，气滞血瘀，也常见青色。肝病血不养筋，则肝风内动，故惊风（或欲作惊风），其色亦青。

如面色青黑或苍白淡青，多属阴寒内盛；面色青灰，口唇青紫，多属心血瘀阻，血行不畅；小儿高热，面色青紫，以鼻柱、两眉间及口唇四周明显，是惊风先兆。

（2）黄色：主湿证、虚证。

面色淡黄而润，为土型人正常之色或长夏季正常面色。

黄色是脾虚湿蕴之征象。因脾主运化，若脾失健运，水湿不化；或脾虚失运，水谷精微不得化生气血，致使肌肤失于充养，则见黄色。

如面色淡黄憔悴称为萎黄，多属脾胃气虚、营血不能上荣于面部所致；面色发黄而且虚浮，称为黄胖，多属脾虚失运、湿邪内停所致；黄而鲜明如橘皮色者，属阳黄，为湿热熏蒸所致；黄而晦暗如烟熏者，属阴黄，为寒湿瘀阻所致。

（3）赤色：主热证，赤甚属实热，微赤为虚热。

面色红润，为火型人正常之色或夏季正常面色。

气血得热则行，热盛而血脉充盈，血色上荣，故面色赤红。

热证有虚实之别。实热证，满面通红；虚热证，仅两颧嫩红。此外，若在病情危重之时，面红如妆者，多为戴阳证，是精气衰竭、阴不敛阳、虚阳上越所致。

（4）白色：主虚寒证、虚证、脱血、夺气。

面色白淡红而有光泽，为金型人正常之色或秋季正常面色。

白色为气血虚弱不能荣养机体的表现。阳气不足，气血运行无力，或耗气失血，致使气血不充，血脉空虚，均可呈现白色。

如面色㿠白而虚浮，多为阳气不足；面色淡白而消瘦，多属营血亏损；面色苍白，多属阳气虚脱，或失血过多。

（5）黑色：主肾虚证、水饮证、寒证、痛证及瘀血证。

面色黑而有润泽，为水型人正常之色或冬季正常面色。

黑为阴寒水盛之色。由于肾阳虚衰，水饮不化，气化不行，阴寒内盛，血失温养，经脉拘急，气血不畅，故面色黧黑。

面黑而焦干，多为肾精久耗，虚火灼阴；目眶周围色黑，多见于肾虚水泛的水饮证；面色青黑，且剧痛者，多为寒凝瘀阻；面黑而手足不遂，腰痛难以俯仰，为肾风骨痹疼痛；面黑而肌肤甲错，属瘀血。

（二）面部脏腑分属

因面部为脏腑气血的外荣，又为经脉所聚，《灵枢·邪气藏府病形》曰："十二经脉，三百六十五络，其血气皆上于面而走空窍。"面部络脉丰富，气血充盛，加之面部皮肤薄嫩，故色泽变化易于显露于外。从面部的望诊，不仅能诊察出面部本身病变，而且可以了解脏腑正气的盛衰及邪气的深浅，推测病情的进退顺逆，确定其预后。因此，面诊在诊断学上具有十分重要的意义。

面部反映整体各部位生理信息，使面部成为身体完整的缩影。面部的各部分属不同的脏腑，将人的面部划分为不同的区域（见图1-15），脏腑与其对应位置分别是：额为头面；头面之下是咽喉；咽喉之下是肺；肺下是心；心下是肝；肝左右是胆；肝下是脾；脾两旁是胃；胃外侧是大肠；挟大肠是肾；名堂外侧是小肠，名堂以下是膀胱、子宫。

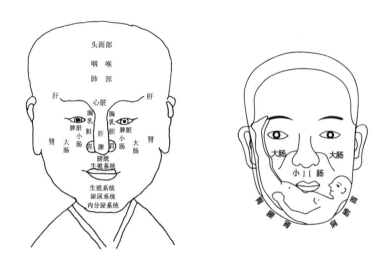

图 1-15 面部脏腑分属图

1. 面部五色望诊

（1）面部赤红——心

按照中医五行理论，心出现问题所表现出来的面色是红色，是血液充盈于皮肤脉络所形成的颜色。一般性情刚烈，感情易动，性急如火，热情豪爽的人面色稍赤；夏季面色稍赤也为正常。又因为血得热则行，行则充盈脉络，所以热证多见赤红色。首先根据面色赤红的程度，有实热、虚热的不同。满面通红者，属实热；微赤者为虚热，可见面部两侧颧骨稍红。

其次，应观察面赤的具体部位，以定其病位及病情。如面色通红、伴有口渴舌燥甚至抽搐者，常见于急性感染所引起的高热性疾病。若见午后两颧潮红娇嫩，五心烦热，潮热盗汗者，则多为阴虚火旺之虚热证，是因虚火上炎所致，可见于肺痨病人。整个面部浮白，而颧骨周围嫩红，为内寒深重，阳气浮越。

（2）面部苍白——肺

肺部出现问题所表现出来的面色是白色，多是由于气虚血少，阳气较弱，体内寒气较盛，气血运行缓慢，或由于失血过多，气血不足，气血不能上充于面部脉络，从而导致面部呈白色。古人按五行理论，认为精力充沛开拓力强的人，面色可略白；秋季面色稍白为正常。白色在体内对应于肺与大肠，主虚证、寒证、脱血、夺气。

如果面色呈淡白，而且缺少光泽，多代表气血虚弱，不能上呈，如果伴有四肢冰冷、易感疲倦、头晕脑胀、容易感冒等表现，则多表示气血运行不畅；如果颜面苍白而没有光泽，或面部呈现如鸡皮状的黄白相间、唇舌色淡者，多属血虚或失血过多；面色白而且没有血色，多属阳气虚证；如果面色白的发亮且无血色，则多属阳气虚，体内湿气较重。

（3）面部青色——肝胆

肝部出现问题所表现出来的面色是青色，为足厥阴肝经之本色。面部青色主寒证、气滞、血瘀、疼痛、惊风等。青色主要是由于体内寒气比较重，气血运行不畅；或因疼痛剧烈，或因体内热盛而引动体内原有的风邪，使面部脉络气血运行不畅，经脉收引，血液瘀滞所致。

望诊时，应结合具体部位，分辨其不同性质。若见面色青紫，甚则面色青灰，口唇青紫，四肢发凉，脉象微弱，则多为心阳不足，心血运行不畅之象，可见于心绞痛、冠心病等病人。突然见到久病面色与口唇青紫者，多属心的阳气虚衰，血液运行受阻滞；或肺的功能虚弱，呼吸不利。面色淡青或青黑者，属寒气比较重、疼痛剧烈。这种情况多是因为脉络痉挛收缩，不通则痛，以致面部气血运行受阻滞而色青，可见于突发性的腹痛、寒气持续停留在筋脉等病症中。

（4）面部发黑——肾

肾部出现问题所表现出来的面色是黑色，为足少阴肾经之本色。主肾虚、寒证、水饮、血瘀、剧痛。

中医学认为，面色黑多是寒重或血瘀的表现。面色暗黑多是慢性病的征兆，患肾上腺皮质功能减退症、慢性心肺功能不全、慢性肾功能不全、肝硬化者可出现面色变黑的现象，因此，面色发黑则需要慎重对待。

（5）面部发黄——脾胃

脾部出现问题所表现出来的面色为黄色，为足太阴脾经之本色。主脾虚、湿证，绝大多数中国人脸色的基本色都是黄色。

面色黄有面色萎黄和面色鲜黄之分。面色萎黄者，多由脾虚导致体内营养缺乏，或有湿邪困扰在体内，脾运化失常所致气血不足。面部眼睛以及全身都黄的人，如巩膜及全身都为黄色，为黄疸，多为黄疸型肝炎、胆道结石等。若面部黄的鲜明如橘皮色者，属阳黄，乃是体内湿热较盛；面黄晦暗没有光泽如同烟熏，属阴黄，乃是体内寒湿较盛。新生儿出生后 2～5 天，皮肤可有发黄的现象，一周内消退，叫生理黄疸。如果一周后黄疸仍不消退或消退后再重新出现黄疸，这就是疾病现象。面色淡黄者，因脾胃虚衰，体内营养物质不足导致无法为机体补充能量，机体失去营养供应所致。

2. 面部五脏主病

（1）肺病

两眉间发暗，为肺部久病。右侧脸颊特别是颧骨处发红，为肺有热病，是在疾病未发或将发之时。肺初病者，特别是初受风邪，在面部表现为两眉间发白，喘息鼻张者为肺病哮喘多见。

（2）肝病

鼻梁中部发暗、发锈为肝部久病。两目下发青，面色污浊，像总也洗不干净，为肝病初起。左面颊特别是靠近鼻翼处出现暗红色，为肝未发病将要发病之时。

（3）心病

印堂暗红，为心部久病。上下两唇出现赤色为心病初期，舌卷短、两颧出现界限分明的赤色为心病已久。

（4）肾病

整个面色黧黑垢浊，下眼睑水肿，面色貌黑，病日久或肾阳虚。

（5）脾病

鼻头色暗黄，兼有丘疹，为脾胃病已久。整个鼻梁色黄为脾病初期。唇部色泽暗淡，脸部及四肢肌肉松懈下垂，日久脾失健运。

（三）面部肢体分属

面部是人身各部气血汇聚之所，不仅是全身脏腑、经络的反映中心，四肢百骸在面部也有特定投射区域（见图 1-16），并赋予其全息诊断学意义。

背：在耳屏前方。主治腰痛、颈背痛等。

肩：在颧部，目外眦直下，颧的上缘，平小肠区。主治肩臂疼痛、肩周炎。

臂：在颧骨的后上方，肩区的后方，颧弓下缘处，主治肩臂肿痛、麻木、痿软无力等。

手：在臂区的下方，颧骨弓下缘处。主治手肿而痛、手关节风湿、类风湿等。

股里：即大腿的内侧面。反射区在近口角旁约0.5寸，主治大腿内侧疼痛。

大腿：在耳垂与下颌角连接的上1/3与下2/3交界处，主治大腿痛或活动不利。

膝：耳垂与下颌角连线中下1/3交界处，主治髌肿、膝痛、风湿性膝关节炎等。

小腿：在下颌角的前方，下颌骨上缘处，主治腿肚转筋、小腿痛。

足：在小腿反射区的前方，目外眦直下，下颌骨上缘处，主治足部肿痛。

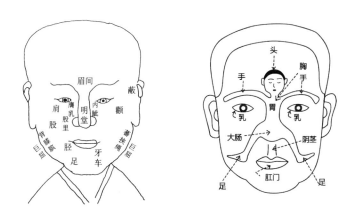

图1-16 面诊图及面部肢体分属图

（四）望五官

望五官是对目、鼻、耳、唇、口、齿龈、咽喉等头部器官的望诊，诊察五官的异常变化，可以了解脏腑病变。

1. 望目：五脏六腑之精气，皆上注于目而为之精（见彩插 图1-17）。《重订通俗伤寒论》云："凡病至危，必查两目，视其目色，以知病之存亡也，故观目为诊法之首要。"望目主要望目的神、色、形、态。

（1）目神：人之两目有无神气，是望目的重点。凡视物清楚，精彩内含，神光充沛者，是眼有神；若白睛混浊，黑睛晦滞，失却精彩，浮光暴露，是眼无神。

（2）目色：如目眦赤，为心火；白睛赤为肺火；白睛现红络，为阴虚火旺；眼胞皮红肿湿烂为脾火；全目赤肿多眵，迎风流泪，为肝经风热；目眵淡白是血亏；白睛变黄，是黄疸之征；目眶周围见黑色，为肾虚水泛之水饮病，或寒湿下注的带下病。

（3）目形：眼睑微肿，状如卧蚕，是水肿初起；老年人下眼睑浮肿，多为肾气虚衰。目窝凹陷，是阴液耗损之征，或因精气衰竭所致。眼球突起而喘，为肺胀；眼突而颈肿则为瘿肿；单眼突起，多属恶候。

（4）目态：目睛上视，不能转动，称戴眼反折，多见于惊风、痉厥或精脱神衰之重证。横目斜视是肝风内动的表现。眼睑下垂，称"睑废"。双睑下垂，多为先天性睑废，属先天不足，脾肾双亏。单睑下垂或双睑下垂不一，多为后天性睑废，因脾气虚或外伤后气血不和，脉络失于宣通所致。瞳仁扩大，多属肾精耗竭，为濒死危象。

2.望鼻：《灵枢·五色》："五色决于明堂，明堂者鼻也。"望鼻主要是审察鼻之颜色、外形及其分泌物等变化。

（1）鼻之色泽：鼻色明润，是胃气未伤或病后胃气来复的表现。鼻头色赤，是肺热之征；或胃寒盛于内，格阳于外；色白是气虚血少之征；色黄是里有湿热；色青多为腹中痛；色微黑是有水气内停。鼻头枯槁，是脾胃虚衰，胃气不能上荣之候。鼻孔干燥，为阴虚内热，或燥邪犯肺；若鼻燥衄血，多因阳亢于上所致。

（2）鼻之形态：鼻头色红，生有丘疹者，多为酒糟鼻，因胃火熏肺，血壅肺络所致。鼻孔内赘生小肉，撑塞鼻孔，气息难通，称为鼻痔，多由肺经风热凝滞或肺虚寒凝而成。鼻翼煽动频繁呼吸喘促者，称为鼻扇，如久病鼻扇，是肺肾精气虚衰之危证；新病鼻扇，多为肺热。

（3）鼻之分泌物：鼻流清涕，为外感风寒；鼻流浊涕，为外感风热；鼻流浊涕而腥臭，是鼻渊，多因外感风热或胆经蕴热所致。

3. 望耳：望耳应注意耳轮色泽、形态及耳内分泌物的情况。

（1）耳廓诸部位候脏腑：耳廓上的一些特定部位与全身各部有一定的联系，其分布大致象一个在子宫内倒置的胎儿，头颅在下，臂足在上。当身体的某部有了病变时，在耳廓的某些相应部位，就可能出现充血、变色、丘疹、水泡、脱屑、糜烂或明显的压痛等病理改变，可供诊断时参考。

（2）耳之色泽：正常耳部色泽微黄而红润。全耳色白多属寒证，色青而黑多主痛证；耳轮焦黑干枯，是肾精亏极，精不上荣所致；耳背有红络，耳根发凉，多是麻疹先兆。耳部色泽总以红润为佳，如见黄、白、青、黑色，都属病象。

（3）耳之形态：正常人耳部肉厚而润泽，是先天肾气充足之象。若耳廓厚大，是先天形盛；耳廓薄小，乃先天形亏。耳肿大是邪气实；耳瘦削为正气虚。耳薄而红或黑，属肾精亏损。耳轮焦干多见于下消证。耳轮甲错多见于久病血瘀，耳轮萎缩是肾气竭绝之危候。

（4）耳内病变：耳内流脓，由肝胆湿热、蕴结日久所致。耳内长出小肉，其形如羊奶头者，称为"耳痔"；若小肉如枣核，窎出耳外，触之疼痛者，是为"耳挺"。二者皆因肝经郁火、肾经相火、胃经火热郁结而成。

4. 望口与唇：望唇口要注意观察唇口的色泽和动态变化。

（1）察唇：唇部色诊的临床意义与望面色同，但因唇黏膜薄而透明，故其色泽较之面色更为明显。唇以红而鲜润为正常。若唇色深红，属实、属热；唇色深红而干焦者，为热极伤津；唇色淡红多虚、多寒；唇色嫩红为阴虚火旺；唇色淡白，多属气血两虚；唇色青紫者常为阳气虚衰，血行郁滞的表现；唇色黑者主脾胃水湿过盛，易生息肉及肿瘤。嘴唇干枯皲裂，是津液已伤，唇失滋润。唇口糜烂，多由脾胃积热，热邪灼伤。唇内溃烂，其色淡红，为脾胃寒盛虚火上炎。唇边生疮，红肿疼痛，为心脾积热。

（2）望口：望口须注意口之形态。口噤：口闭而难张。如口闭不语，兼四肢抽搐，多为痉病或惊风；如兼半身不遂者，为中风入脏之重证。口撮：上下口唇紧聚之形。常见于小儿脐风或成人破伤风。口僻：口角或左或右㖞斜之状，为中风证。口张：口开而不闭。如口张而气但出不返者，是肺气将绝之候。

5. 望齿与龈：望齿龈应注意其色泽、形态和润燥的变化。

（1）望齿：牙齿洁白润泽，是津液未伤、肾气充足的表现。牙齿干燥，是胃津受伤；齿燥如石，是胃肠热极，津液大伤；齿燥如枯骨为肾阴枯涸、不能上荣于齿的表现；牙齿枯槁为精气内竭。牙齿松动稀疏，齿根外露，多属肾虚或虚火上炎；病中咬牙切齿，是肝风内动之征；睡中蚧齿，多为胃热或虫积；牙齿有洞腐臭，多为龋齿，亦称"虫牙"。

（2）察齿龈：齿龈红而润泽是为正常。如龈色淡白，是血虚不荣；红肿或兼出血多属胃火上炎；龈微红，微肿而不痛，或兼齿缝出血者，多属肾阴不足，虚火上炎；龈色淡白而不肿痛，齿缝出血者，为脾虚不能摄血；牙龈腐烂，流腐臭血水者，是牙疳病。

6. 望咽喉：咽喉为肺、胃之门户，是呼吸、进食之要冲，为诸经脉所络。故许多脏腑病变可从咽喉的异常反应出来，尤其是对肺、胃、肾的病变，诊断价值更大。

正常的咽喉，色泽淡红润滑，不肿不痛，呼吸、发声、吞咽，皆通畅无阻。如咽喉红肿而痛，多属肺胃积热；红肿而溃烂，有黄白腐点是热毒深极；若鲜红娇嫩，肿痛不甚者，是阴虚火旺。如咽部两侧红肿突起如乳突，称乳蛾，是肺胃热盛、外感风邪凝结而成。如咽间有灰白色假膜，擦之不去，重擦出血，随即复生者，是白喉，因其有传染性，故又称"疫喉"。

（五）望皱纹

1. 眉间纹：眉间纹俗称"恼怒纹"，生气时两眉之间会出现"恼怒纹"；身心紧张或重压之下也会出现眉间纹，有颈椎病、颈部有寒郁、头脑供血不足亦可见。

2. 额头纹：长期睡眠不足肝血亏虚可引起额头横纹。

3. 鱼尾纹：眼角的鱼尾纹常提示肾脏有问题，因为肾脏的反射区在眼角外侧与耳朵相连的部位。

4. 唇侧纹：唇右侧皱纹提示肝胆负担过重，左侧表示脾脏有问题。

5. 鼻皱纹：代表的器官是心脏，如鼻梁部位横纹多而密，可能是心脏供血不足所致。

三、面诊与临证

（一）压力区：在额上 1/3 至发际处（即发际一圈）

若出现青春痘（疙瘩），或和面部额色不一样：说明此人心理压力比较重。若出现斑：说明心脏有疾病；有黑色痣、痦子：说明心脏功能先天不足，水旺火衰。

（二）心脏区：在两眼角之间的鼻梁处

出现横纹，说明心律不齐或心脏状况不好；若出现的横纹深而且舌尖上面也有很深的竖纹（沟），可能是有比较严重的心脏病。下耳唇有皱纹亦称冠状沟是冠心病；嘴唇发紫是心脏病。

（三）肺区：在两眉 1/2 之间；额头 1/3 以下的部位

若额头中间比较凹，且颜色晦暗、或发青、或有斑，说明此人肺部有疾病，呼吸不畅；如有粉刺，此人近期患过感冒或咽喉痛；若两眉头部位有痣、痦子或发白，说明此人有咽喉炎，或扁桃体炎，或胸闷气短，或肺有病；眉头向上部有凸起，或有脂肪瘤、肺疾或声带息肉。

（四）胸乳区：在两眼角与鼻梁之间

上眼皮内侧部位有痣、痦子或闭上眼睛此部位有粉痘状的突起，说明女性乳房有小叶增生、男性胸膜炎。若女性眼角部位有小包，说明乳腺增生或乳腺积瘤；若女性此部位晦暗或发青，说明她经期时乳房胀痛；若男性此部位晦暗或发青，说明他胸闷气短。

（五）肝区：在两眉 1/2 处至太阳穴以上，额头 1/3 以下的部位，及鼻梁中段（即鼻梁最高处）

若这两个部位发青暗或有斑，可能是脂肪肝；若这两个部位或其中一个部位有青春痘（疙瘩），说明此人肝火旺；若太阳穴处有斑，证明肝功能减退；若鼻梁高处有斑，还可能是肝火旺，情绪不稳定、失眠更年期等；若这两处都有明显的斑，且脸色晦暗无华，人也比较清瘦，即说明此人有肝病（肝炎或肝硬化）；眉中央有痣，眼球发黄，且面色非常黄是乙肝；从鼻梁处一直青到鼻头可能是消化系统癌或瘤！

（六）胆区：鼻梁高处的外侧部位

若此部位有红血丝状、青春痘，或早晨起床后嘴里发苦，说明胆部有了轻微炎症；若有斑，可能有胆囊炎或胆结石；若此部位有竖褶子、或笑时有竖褶子，说明此人气虚；若此部位有痣、瘊子，证明胆功能先天不足；眼下面胆区有一对明显的斑或有痣、瘊子，是胆结石；眼袋晦暗亦证明胆功能不好。

（七）肾区：眼外角平线与耳中部垂起直线相交向下至下巴的部位

此部位有红血丝、青春痘，或有斑，证明此人肾虚；此部位有很深且大的斑，极有可能是肾结石；若此部位有瘊子证明此人肾功能先天不足，也会腰、腿及背部酸疼；眼角有很深的鱼尾纹、耳旁有竖褶子，也是肾虚的表现；肾区如有瘊子且脑区竖纹很深，证明此人患有高血压或预示将来要患有脑血栓疾病。

（八）膀胱区：鼻下人中两侧的鼻根部位

此部位发红，有红血丝、青春痘、生疮等，考虑有膀胱炎，会出现小便赤黄、尿频急等症；女性有时是妇科有问题。鼻根发红，但尿不频且整个鼻梁骨发红，可能是鼻炎。

（九）脾区：反射区域在鼻头

若鼻头发红或酒糟鼻者或鼻头肿大，证明脾热或脾大，或寒湿内盛，阳格于上。一般感觉头重、脸颊疼、心烦等；若鼻头发黄或白，属脾虚，易出现汗多、畏风、四肢懒动、倦怠、不嗜食等。鼻有黑头，挤出易生者，为脾胃湿寒之象。

（十）胃区：反射区域在鼻翼

若鼻翼发红，是胃火，易饥饿，口臭。有红血丝且比较严重，一般是胃炎；若鼻翼灰青，是胃寒，与其握手时能感到指尖发凉。鼻翼部青瘊者，一般以前胃痛，可引起萎缩性胃炎；鼻翼薄且沟深考虑是萎缩性胃炎。

（十一）小肠区：在颧骨下方偏内侧部位

若此部位有红血丝、青春痘、斑、痣或瘊子，证明小肠吸收功能不好，一般人会瘦弱。

（十二）大肠区：在颧骨下方偏外侧部位

若此部位有红血丝、青春痘、斑、痣、瘊子，说明此人大肠排泄功能失调，一般会大便干燥、便秘或便溏；若此部位有呈半月状的斑，考虑此人是便秘或痔疮。鼻根下部线和外眼角下垂线交点处是直肠反射区，此处有斑是痔疮，有黑痣多为肠道湿盛或有肠道息肉，若此处发红或有白点，有直肠癌变的可能。

四、面诊口诀

凡看病，望为先。精气神，最重要。
脏腑位，要牢记。多重影，应分清。
病多端，起气血。面色青，主寒痛。
面色泽，气血充。面色赤，定有热。
赤如妆，为虚火。面色黑，肝肾亏。
面㿠白，主虚寒。白无华，为血虚。
面黄泽，为湿热。面黄暗，现肝肾。
额头亮，精神爽。额头暗，肺有殃。
目有神，无大病。目无神，精气虚。
目色红，内有火。目白黄，病肝胆。
虹膜缺，主脑病。胃环大，有中毒。
黑纵线，是炎症。黑凹陷，伤器质。
肤瘙痒，虹周灰。血管硬，白圆环。
虹膜诊，学问大。同心圆，是关键。
多节段，排成环。环环扣，象全身。
眼为鱼，贵明亮。鼻光泽，无大病。
鼻色青，主伤寒。鼻色白，主伤血。
鼻色败，胃气绝。鼻不正，疾病重。
鼻有痣，病陷危。人中明，无大病。
泪堂下，宜饱满。青黑干，主肾虚。
夜不寐，多伤神。沟平坦，性无力。
人中疔，主胃火。人中歪，命不长。
唇淡红，无大病。唇色白，主伤血。
唇青紫，寒痛瘀。面光亮，为水气。
面黄黑，脂肪肝。耳面焦，血衰少。

面清瘦，宜顾胃。如无病，必长肉。

十步外，眉目清。无重病，必长寿。

分部明，五色清。察生克，色万全。

第五节　望　舌

一、《内经》《难经》有关舌诊的记载

（一）《内经》记载

1. 舌的形态结构和功能

《灵枢·肠胃》："舌重十两，长七寸，广二寸半"；《灵枢·经脉》："唇舌者，肌肉之本也"；《灵枢·忧恚无言》："舌者，音声之机也。……横骨者，神气所使，主发舌者也。"指出舌是一个筋肉器官，舌根部有支配舌体运动的软骨，可以调节舌体运动及发挥语言功能。《灵枢·脉度》："心气通于舌，心和则舌能知五味矣。……脾气通于口，脾和则口能知五谷矣。"指出舌具有辨别滋味和搅拌食物的作用。

《灵枢·脉度》："心气通于舌，心和则舌能知五味矣。"心，五行属火，为阳，主动，舌为心之苗窍，观舌象可以知阳气之盛衰，气血之充盛。舌苔是舌面上的一层苔状物，中医理论认为是由胃气熏蒸谷气上升于舌面而成，主要反映脾胃的运化功能。《素问·阴阳应象大论》："清阳为天，浊阴为地；地气上为云，天气下为雨；雨出地气，云出天气。故清阳出上窍，浊阴出下窍；清阳发腠理，浊阴走五藏；清阳实四肢，浊阴归六府。"苔如地上草，舌苔之薄白者，清阳之气蒸腾之象也。舌苔之少者，清阳之气不足之象也，胃气虚之象也。舌苔之厚浊者，浊阴不降也。

舌底脉络者，血脉之属也。《素问》"心主血脉""脉为血之府"，故查舌底脉络之形态可知血之盈亏，脉之通滞。"气为血之帅"，故查舌底脉络，可知气之充足与否也。

正常的舌象，舌质淡红，鲜明，滋润，舌体大小居中，柔软灵活，苔薄白，而润。舌底静脉无迂曲。这反映的是人体的一种阴阳合和状态，或阴平

阳秘之象。

2. 舌为脏腑之外候

《灵枢·经脉》"手少阴之别……系舌本""肝者，筋之合也……而脉络于舌本也""足太阴之脉，……连舌本，散舌下""肾足少阴之脉……入肺中，循喉咙，挟舌本"。说明人体五脏与舌有密切联系。《灵枢·经筋》："足太阳之筋……其支者，别入结于舌本""手少阳之筋……系舌本"，说明六腑中膀胱、三焦和胃等与舌有关联。此外胆、大肠、小肠等腑通过相表里的脏，即肝、肺、心等的经脉直接或间接与舌发生联系。因此，《灵枢·邪气藏府病形》："十二经脉，三百六十五络，其血气皆上于面而走空窍……其浊气出于胃，走唇舌而为味。"即舌不仅是具有辨别滋味、调声音、拌食物、助消化等生理功能的器官，还与五脏六腑密切相关，与机体一同说明脏腑的外候。

《素问·三部九候论》云"上以候上，中以候中，下以候下"，故舌尖对应上焦，舌中部对应中焦，舌根部对应下焦（见彩插 图 1-18）。

3. 舌诊指导辨证论治

《素问·阴阳应象大论》："阴阳者，天地之道也，万物之纲纪，变化之父母，生杀之本始，神明之府也。治病必求于本。""善诊者，察色按脉，先别阴阳"。故望舌诊病，不可丝毫离于阴阳，需统观舌质、舌苔、舌神，以查阴阳之盛衰。

察舌辨证论治对疾病诊断有一定的指导作用，如《素问·至真要大论》："厥阴司天，风淫所胜……民病胃脘当心而痛，上支两胁，膈咽不通，饮食不下，舌本强。"《素问·诊要经终论》："厥阴终者，中热嗌干，善溺心烦，甚则舌卷、卵上缩而终矣。"且察舌之形态、舌苔对判断预后也有一定的指导作用，如《灵枢·寒热病》认为"舌纵涎下，烦悗，取足少阴"，《灵枢·经脉》："足太阴气绝者，则脉不荣肌肉。唇舌者，肌肉之本也。脉不荣，则肌肉软，肌肉软，则舌萎人中满；人中满，则唇反；唇反者，肉先死。"《灵枢·经脉》："足厥阴气绝，则筋绝。厥阴者，肝脉也，肝者，筋之合也，筋者聚于阴器，而脉络于舌本也。故脉弗荣则筋急，筋急则引舌与卵，故唇青、舌卷、卵缩，则筋先死。"说明察舌纵、舌萎、舌卷等之形态对预后有一定的指导作用。

（二）《难经》记载

《难经·六十一难》："望而知之谓之神"。舌诊属于中医望诊的重要内容之一。主要是医生根据舌质和舌苔的变化，观察人体气血的变化及脏腑阴阳的盛衰，查找病机，判断疾病的预后。

二、舌诊分论

望舌内容目前主要包括望舌质和望舌苔两部分。舌质即为舌体。舌体主要由肌肉和脉络等组织构成。望舌质主要从望神、色、形、态四方面入手。舌苔是舌体上附着的一层苔状物，望舌苔可分望苔色和望苔质两方面。

正常舌象，即生理状态下的舌象，临床表现为"淡红舌、薄白苔"。具体说，其舌体柔软，运动灵活自如，可视为有神，颜色淡红而红活鲜明为色泽正常；其胖瘦老嫩大小适中，为形态正常；舌苔薄白润泽，颗粒均匀，薄薄地铺于舌面，揩之不去，其下有根与舌质如同一体，干湿适中，不黏不腻，此为有胃气的表现。总之，将舌质、舌苔各基本因素的正常表现综合起来，便是正常舌象。

（一）望舌质

1. 望舌神

《内经》："得神者昌，失神者亡。"望舌诊病最重要的是望舌神，可以帮助判断生死，预测疾病的转归。

望舌神主要是观察舌的荣枯，观察舌体是否有光泽，是否有生机，来判断疾病的预后。舌质滋润，红活鲜明，舌体活动自如，属于有神（见彩插 图1-19），则预后较好。若舌质干枯死板，色泽晦暗干枯死板，运动失灵，则舌无神（见彩插 图1-20），预后较差。

2. 望舌色

《内经》云"察色按脉，先别阴阳"。望舌色主要是指观察舌质的颜色，通过观察舌色的深浅，来分析阴阳盛衰，一般来说舌淡多属于阳虚，舌红多属于阳气偏盛。

淡红舌：为舌色淡红润泽，舌色白里透红，不深不浅，淡红适中，主气血调和，常见于健康人，或病情较轻者（见彩插 图1-21），这反映气血充盛，阴阳调和。

淡白舌：肉眼观察较正常舌色偏淡，红色偏少，为阳气不足之象。主阳气不足（见彩插 图1-22）。

红舌：肉眼观察较舌质颜色偏红，严重时呈现鲜红色。为阳气偏盛之象，主实热。或阳气上升之象，主虚热（见彩插 图1-23）。

绛舌：颜色较红色更深一层，呈现暗红色，属于热盛伤阴之象（见彩插 图1-24）。叶天士云："舌虽绛而不鲜，干枯而萎者，肾阴干涸也。若其舌色红泽而光，或舌色鲜红者，属胃阴干涸，犹可滋胃阴也。"

青舌：指全舌淡紫而无红色，又称水牛舌。主寒凝阳郁，或阳虚寒凝，或内有瘀血（见彩插 图1-25）。

紫舌：舌深绛而色暗，或局部出现斑点，又叫紫舌。紫舌总由血液运行不畅，瘀滞所致。故紫舌主病，不外寒热之分。热盛伤津，气血壅滞，多表现为绛紫而干枯少津。寒凝血瘀或血虚生寒，舌淡紫或青紫湿润（见彩插 图1-26）。

舌红并非全是热象，比如长期服用糖皮质激素的患者，舌质多为红色，这属于药物性假热，实际患者脾肾之元气已经被激素耗损，为标热本寒。若久病或者重病患者突然出现舌尖或舌体嫩红，为元阳外脱之兆。

3. 望舌形

舌形，是指舌体的形状，包括老嫩、胖瘦、胀瘪、裂纹、芒刺、齿痕等异常变化。

苍老舌：舌质纹理粗糙，如枯木，形色坚敛，如岩石，谓苍老舌。不论舌色苔色如何，舌质苍老者都属实证。邪气亢盛，充斥体内，正气未衰，邪气壅滞于舌，故见舌质苍老（见彩插 图1-27）。《内经》云："阳化气，阴成形。"舌质为阴精所化，阳气偏盛，则津液不足，舌体苍老，如戈壁沙漠。

娇嫩舌：舌质纹理细腻，其色娇嫩，其形多浮胖，称为娇嫩舌，多主虚证。此为阳气不足，水势偏盛，如江南水乡（见彩插 图1-28）。

胀大舌：分胖大和肿胀。舌体较正常舌大，甚至伸舌满口，舌面水滑，或有齿痕，称胖大舌（见彩插 图1-29）。胖大舌，多因水饮痰湿阻滞所致。此为阴盛阳虚，水湿偏盛之象。

舌体肿大，胀塞满口，不能缩回闭口，称肿胀舌，多数有舌体疼痛，颜色红。肿胀舌，多因热毒、酒毒致气血上壅，致舌体肿胀，多主热证或中毒病证。此为热盛或邪气实之象。

瘦薄：舌体瘦小枯薄者，和胖大舌相反，称为瘦薄舌（见彩插 图1-30）。总由气血阴液不足，不能充盈舌体所致。主气血两虚或阴虚火旺。总的来说为以阴精不足为主的虚象。舌红而瘦，苔少，主阴虚。

芒刺：舌面上有软刺（即舌乳头），是正常状态，若舌面软刺增大，高起如刺，摸之刺手，称为芒刺舌（见彩插 图1-31）。多为邪热亢盛之象。芒刺越多，说明邪热越重。根据芒刺出现的部位，可分辨热在内脏，如舌尖有芒刺，多为上焦心肺邪热亢盛；舌边有芒刺，多属肝胆火盛；舌中有芒刺，主胃肠热盛。总体来说此为实象，邪气盛，正气未衰，有发散邪气的趋势。

裂纹：舌面上有裂沟，而裂沟中无舌苔覆盖者，称裂纹舌（见彩插 图1-32）。多因精血亏损、津液耗伤、舌体失养所致。因为舌体属阴精，故此种现象多主精血亏损。

齿痕：舌体边缘有牙齿压印的痕迹，故称齿痕舌（见彩插 图1-33）。其成因多由脾虚不能运化水湿，阳气不得蒸腾津液，以致湿阻于舌而舌体胖大，受齿列挤压而形成齿痕。所以齿痕常与胖嫩舌同见，主脾虚或湿盛，此属于阳气不足之象。

另外，舌体局部的形态也可以说明机体阴阳之气的盛衰情况，凹陷者多为正气虚弱之象，凸起者为邪气实之象。如舌尖凹陷、舌尖短缩者，说明心阳虚弱之象，反之则说明心气充足，舌尖红则说明心火旺。舌体上部凹陷者，说明胸中阳气不足。舌体中部凹陷者，说明脾胃阳气不足。如舌尖缺失，长期心悸、胸闷，失眠，为心阳不足之征（见彩插 图1-34）。

4. 望舌态

舌态，指舌体运动时的状态。正常舌态是舌体活动灵敏，伸缩自如，病理舌态有强硬、痿软、舌纵、短缩、麻痹、颤动、歪斜、吐弄等。

强硬：舌体板硬强直，运动不灵，以致语言謇涩不清，称为强硬舌。急性期多因热扰心神、舌无所主或高热伤阴、筋脉失养，或痰阻舌络所致，多见于热入心包、高热伤津、痰浊内阻、中风或中风先兆等证。慢性期多为阴阳两虚，阳虚为主。从阴阳大象的变化来讲，急性期以阴不足为主，多数为肝阴或肝血不足所致，筋脉失养。慢性期则阴损及阳，阳不化气，舌体失于温养所致。

痿软：舌体软弱、无力屈伸，痿废不灵，称为痿软舌。多因气血虚极、阴液失养筋脉所致。可见于气血俱虚，热灼津伤，阴亏已极等证。此总以阳虚为主，或兼有阴虚。

舌纵：舌伸出口外，内收困难，或不能回缩，称为舌纵。总由舌之肌肉经筋舒纵所致。阴证和阳证均可见这种现象。阳证可见于实热内盛，痰火扰心，阴证可见于气虚证。舌体红有光泽，舌质苍老，则属于实证热证；舌苔黄厚腻可见痰火扰心；舌质淡，舌体胖大，水滑或舌体瘦小，则属于虚证。

短缩：舌体紧缩而不能伸长，称为短缩舌。可因寒邪凝滞筋脉，舌收引挛缩；热盛伤津，或筋失所养，筋脉拘挛；或由于痰湿内阻，引动肝风，风邪挟痰，梗阻舌根络脉；或气血俱虚，舌体失于濡养温煦所致。无论因虚因实，皆属危重征候。

麻痹：自觉舌有麻木感而运动不灵的，叫舌麻痹。多因营血不能上营于舌而致。若无故舌麻，时作时止，是心血虚；若舌麻而时发颤动，或有中风症状，是肝风内动之候。究其本质以气虚为主。

颤动：舌体振颤抖动，不能由心神控制，称为颤动舌。多因气血两虚，筋脉失养或热极伤津而生风所致。血虚生风者，舌质淡，舌体瘦小；热极生风者，舌质红。

歪斜：伸舌时舌体向一侧歪斜，且舌体不正，称为歪斜舌。多见于中风或者中风先兆，可因风邪中络，或风痰阻络所致，也有风中脏腑者，但总因一侧经络、经筋受阻，病侧舌肌弛缓，故向健侧偏斜。

吐弄：常常将舌体伸出口外者为"吐舌"；舌不停舐上下左右口唇，或舌微出口外，立即收回，皆称为"弄舌"。二者合称为吐弄舌，皆因心、脾二经有热，灼伤津液，为实象，弄舌常见于小儿智能发育不全。

（二）望舌苔

正常的舌苔是由胃气上蒸所生，故胃气的盛衰，可从舌苔的变化上反映出来。章虚谷曰："舌苔由胃中生气以现，而胃气由心脾发生。故无病之人，常有薄苔，是胃中之生气，如地上之微草也。若不毛之地，则土无生气矣。"病理舌苔的形成，一是胃气挟饮食积滞之浊气上升而生，一是邪气上升而形成。望舌苔，应注意苔质和苔色两方面的变化。

1. 望苔质

苔质指舌苔的形质。临床主要观察舌苔的厚薄、润燥、糙黏、腐腻、剥落、有根无根等，以判断疾病的阴阳虚实。

厚薄：厚薄以"见底"和"不见底"为标准。凡透过舌苔隐约可见舌质的为见底，即为薄苔。由胃气所生，属正常舌苔，有病见之，多为疾病初起或病邪在表，病情较轻。不能透过舌苔见到舌质的为不见底，即是厚苔（见彩插 图1-35）。多为病邪入里，或胃肠积滞，病情较重。舌苔薄厚的变化可以反应病情轻重的变化。舌苔由薄而增厚，多为正不胜邪，病邪由表传里，病情由轻转重，为病势发展的表现；舌苔由厚变薄，多为正气来复，内郁之邪得以消散外达，病情由重转轻，病势退却的表现。《辨舌指南》曰"苔垢薄者，形气不足；苔垢厚者，病气有余"。

润燥：舌面润泽，干湿适中，是润苔。表示津液未伤；若水液过多，扪之湿而滑利，甚至伸舌涎流欲滴，为滑苔。是有湿有寒的反映，多见于阳虚而痰饮水湿内停之证。如张石顽云："脾胃有痰饮水血者，舌多不燥。"若望之干枯，扪之无津，为燥苔，由津液不能上承所致。多见于热盛伤津、阴液不足、燥气伤肺等证。在温热性疾病中，舌苔由润变燥，多为燥邪伤津，或热甚耗津，表示病情加重；舌苔由燥变润，多为燥热渐退，津液渐复，说明病情好转。

腐腻：苔厚而颗粒粗大疏松，形如豆腐渣堆积舌面，揩之可去，称为"腐苔"。因体内阳热有余，蒸腾胃中腐浊之气上泛而成，常见于痰浊、食积，且有胃肠郁热之证。苔质颗粒细腻致密，揩之不去，刮之不脱，上面罩一层不同腻状黏液，称为"腻苔"。多因脾失健运、湿浊内盛、阳气被阴邪所抑制而造成，多见于痰饮、湿浊内停等证。腐苔多为邪气实，腻苔正气不足，邪气亦实（见彩插 图1-36）。刘吉人云："浓腐与浓腻不同。腐者，如腐渣，如腐筋，如豆腐堆铺者，其边厚，为阳有余，能鼓胃中腐化浊气上升，故有此象。浓腻者，则中心稍浓，其边则薄，无毛孔，无颗粒，如以光滑之物刮一过者，此为浓腻，为阳气被阴邪所抑，必有浊湿、痰饮、食积、瘀血、顽痰为病，宜宣化。"

剥落：患者舌本有苔，忽然全部或部分剥脱，剥处见底，称剥落苔（见彩插 图1-37）。若全部剥脱，不生新苔，光洁如镜，称镜面舌、光滑舌。由于胃阴枯竭、胃气大伤、毫无生发之气所致。无论何色，皆属胃气将绝之危候。若舌苔剥脱不全，剥处光滑，余处斑斑驳驳地残存舌苔，称花剥苔，是胃之气阴两伤所致。舌苔从有到无，是胃的气阴不足、正气渐衰的表现；但舌苔剥落之后，复生薄白之苔，乃邪去正胜、胃气渐复之佳兆。值得注意的是，无论舌苔的增长或消退，都以逐渐转变为佳，倘使舌苔骤长骤退，多为病情暴变征象。

有根苔与无根苔：无论苔之厚薄，若紧贴舌面，似从舌里生出者是为有根苔，又叫真苔；若苔不着实，似浮涂舌上，刮之即去，非如舌上生出者，称为无根苔，又叫假苔。有根苔表示病邪虽盛，但胃气未衰；无根苔表示胃气已衰。

总之，观察舌苔的厚薄可知病情的深浅；舌苔的润燥，可知脏腑津液的盈亏；舌苔的腐腻，可知湿浊消长等情况；舌苔的剥落和有根、无根，可知阴阳的盛衰及病情的发展趋势等。

2. 望苔色

苔色，即舌苔之颜色。一般分为白苔、黄苔和灰、黑四类及兼色变化，由于苔色与病邪性质有关。所以观察苔色可以了解疾病的性质。

白苔：一般常见于表证、寒证。由于外感邪气尚未传里，舌苔往往无明显变化，仍为正常之薄白苔。若舌淡苔白而湿润，常是里寒证或寒湿证。但在特殊情况下，白苔也主热证。如舌上满布白苔，如白粉堆积，扪之不燥，为"积粉苔"（见彩插 图1-38），是由外感秽浊不正之气，毒热内盛所致，常见于温疫或内痈。马良伯云："舌厚腻如积粉者，为粉色舌苔，旧说并以为白苔。其实粉之与白，一寒一热，殆水火之不同道。温病、热病、瘟疫、时行，并外感秽恶不正之气，内蓄伏寒伏热之势，邪热弥漫，三焦充满，每见此舌，治宜清凉泄热。粉白干燥者，则急宜大黄黄连泻心汤等，甚或硝黄下之，切忌拘执旧说，视为白苔，则大误矣。"

再如苔白燥裂如砂石，扪之粗糙，称"糙裂苔"，皆因湿病化热迅速，内热暴起，津液暴伤，苔尚未转黄而里热已炽，常见于温病或误服温补之药。

黄苔：一般主里证、热证。由于热邪熏灼，所以苔现黄色（见彩插 图1-39）。淡黄热轻，深黄热重，焦黄热结。外感病，苔由白转黄，为表邪入里化热的征象。若苔薄淡黄，为外感风热表证或风寒化热。或舌淡胖嫩，苔黄滑润者，多是阳虚水湿不化。

灰苔：灰苔即浅黑色。常由白苔晦暗转化而来，也可与黄苔同时并见（见彩插 图1-40）。主里证，常见于里热证，也见于寒湿证。苔灰而干，多属热炽伤津，可见外感热病，或阴虚火旺，常见于内伤杂病。苔灰而润，见于痰饮内停，或为寒湿内阻。

黑苔：黑苔多由焦黄苔或灰苔发展而来（见彩插 图1-41），一般来讲，所主病证无论寒热，多属危重。苔色越黑，病情越重。如苔黑而燥裂，甚则生芒刺，为热极津枯；苔黑而燥，见于舌中者，是燥屎内结，或胃将败坏之兆；见于舌根部，是下焦热甚；见于舌尖者，是心火自焚；苔黑而滑润，舌质淡白，为阴寒内盛，水湿不化；苔黑而黏腻，为痰湿内阻。若舌苔色黑，且冷滑无芒刺，此为阴证。

（三）观舌底络脉

主要观察舌下，舌系带两侧络脉的异常变化，以分析气血盛衰以及气血运行的情况。

舌象特征：正常人舌下位于舌系带两侧各有一条纵行的大络脉，称为舌下络脉。舌下络脉的管径小于2.7mm，长度不超过舌尖至舌下肉阜连线的3/5，颜色为淡紫色。脉络无怒张、紧束、弯曲、增生，排列有序。诊舌下络脉内容，主要观察舌下络脉的长度、形态、色泽、粗细及舌下小血络等变化。

望舌下络脉的方法：令患者张口，将舌体向上腭方向翘起，舌尖轻抵上腭，勿用力太过，使身体保持自然放松，舌下络脉充分显露。首先观察舌系带两侧大络脉长短、粗细、颜色，有无怒张、弯曲等异常改变。然后查看周围细小络脉的颜色、形态，以及有无紫暗的珠状结节和紫色血络。

临床意义：舌下络脉的变化有时会出现在舌色变化之前，因此，望舌下络脉是分析气血运行情况的重要依据，对血虚血瘀等的辨证有较大的意义。

常见类型：

舌下络脉细而短，周围小络脉不明显，舌色和舌下黏膜色偏淡者，多属气血不足，脉络不通。

舌下脉络瘀滞，色呈青紫、绛、绛紫、紫黑色，或细小络脉呈暗红色或紫色网状，或舌下络脉曲张，如紫色珠子状大小不等的结节等改变，皆为血瘀的征象（见彩插 图1-42）。其形成原因可有气滞、寒凝、热郁、痰湿、气虚、阳虚等。

第六节　典型病例

胆结石案

赵某某，女，79岁，初诊时间：2019-10-08。

主诉：间断腹胀3年余。

刻下症：间断腹胀，无恶心、呕吐，纳可，夜寐安，二便调。

既往史：胆结石病史10年，2年前行腹腔镜"胆囊切除术"。

辅助检查：腹部彩超：肝实质回声增粗，肝多发囊肿，胆囊切除术后。

面诊：鼻梁中部深褐色斑，右眼角外侧有褐色斑10余年（见彩插 图1-43）。

脉诊：脉弦细，左关脉浮取弦硬。

见微辨析：右侧眼角斑位于肝区，为肝囊肿在面部的表现；鼻梁中部深褐色斑，左侧关脉弦硬为胆囊结石在脉上反应。

附：《察舌辨证歌》

（引自【清】吴坤安《伤寒指掌》）

六淫感证有真传，临证先将舌法看。察色分经兼手足，营卫表里辨何难。

白肺绛心黄属胃，红为胆火黑脾经。少阴紫色兼圆厚，焦黑肝阳阴又青。

表白里黄分汗下，绛营白卫治分歧。次将津液探消息，润泽无伤涩已亏。

白为卫分仍兼气，绛主心营血后看。白内兼黄仍气热，边红中白肺津干。

卫邪可汗宜开肺，气分宜清猛汗难。入营透热羚犀妙，到血惟清地与丹。
白黄气分流连久，尚冀战汗透重关。舌绛仍兼黄白色，透营泄卫两和间。
白而薄润风寒重，温散何妨液不干。燥薄白苔津已少，只宜凉解肺家安。
苔若纯黄无白色，表邪入里胃家干。更验老黄中断裂，腹中满痛下之安。
太阴腹满苔黏腻，苍朴陈苓湿结开。黄燥还兼胸痞满，泻心陷胸二方裁。
微黄黏腻兼无渴，苦泄休投开泄安。热未伤津黄薄滑，犹堪清热透肌端。
湿留气分苔黏腻，小溲如淋便快联。湿结中焦因痞满，朴陈温苦泄之安。
上焦湿滞身潮热，气分宜通病自痊。湿自外来肌表着，秦艽苏桂解肌先。
湿热久蒸成内着，厚黄呕吐泻心权。若兼身目金黄色，五苓栀柏共茵煎。
舌绛须知营分热，犀翘丹地解之安。若兼鲜泽纯红色，胞络邪干菖郁攒。
素有火痰成内闭，西黄竺贝可加餐。心承胃灼中心绛，清胃清心势必残。
君火上炎尖独赤，犀兼导赤泻之安。若见透红中燥白，上焦气热血无干。
但清膈上无形热，滋腻如投却疾难。绛舌上浮黏腻质，暑兼湿浊欲蒸痰。
恐防内闭芳香逐，犀珀菖蒲滑郁含。白苔绛底因何故？热因湿伏透之难。
热毒乘心红点重，黄连金汁乱狂安。绛舌碎生黄白点，热淫湿𧏾欲生疳。
古名狐惑皆同此，杂症伤寒仔细探。舌绛不鲜枯更萎，肾阴已涸救之难。
紫而枯晦凋肝肾，红泽而干胃液干。黄厚方知邪入里，黑兼燥刺热弥深。
屡清不解知何故，火燥津亡急救阴。黑滑太阴寒水侮，腹痛吐利理中宜。
更兼黏腻形浮肿，伏阴凝痰开遂之。舌见边黄中黑腻，热蒸脾湿痞难禁。
吐呕便秘因伤酒，开泄中焦有泻心。寒湿常乘气分中，风兼二气自从同。
重将黄白形中取，得诀才将脉症通。温邪暑热走营中，兼入太阴气分同。
吸受心营并肺卫，暑温挟湿卫气通。伤寒入里阳明主，热病阳明初便缠。
先白后黄寒化热，纯黄少白热蒸然。热病无寒惟壮热，黄芩栀豉古今传。
恶寒发热伤寒症，发汗散寒表剂先。少阳温病从何断，舌绛须知本火燃。
目赤耳聋身热甚，栀翘犀角牡丹先。若是温邪从上受，窍中吸入肺先传。
芩栀翘豉桑蒌杏，气燥加膏肺分宜。邪入心营同胆治，再加元参郁菖鲜。
寒温二字前粗辨，暑湿相循病必缠。温病已陈黏腻舌，只将暑症再提传。
暑伤气分苔因白，渴饮烦呕咳喘连。身热脉虚胸又满，无形气分热宜宣。
蒌皮贝杏通芩滑，栀豉翘心竹叶煎。或见咳红荷叶汁，痞加朴蔻郁金川。

第一章　望　诊

暑入心营舌绛红，神呆似寐耳如聋。溺淋汗出原非解，失治邪干心主宫。
犀滑翘丹元地觅，银花竹叶石菖同。欲成内闭多昏昧，再入牛黄即奏功。
暑湿合邪空窍触，三焦受病势弥漫。脘闷头胀多呕恶，腹痛还防疟痢干。
栀豉杏仁芩半朴，银花滑石郁红安。湿温气分流连久，舌苔中黄燥刺干。
咯血勿庸滋腻入，耳聋莫作少阳看。三焦并治通茹杏，金汁银花膏滑寒。
若得疹痧肌内透，再清痰火养阴安。苔形粉白四边红，疫入募原势最雄。
急用达原加引药，一兼黄黑下匆匆。若见鲜红纯绛色，疫传胞络及营中。
清邪解毒银犀妙，菖郁金黄温暑通。温邪时邪多斑疹，临证须知提透宜。
疹属肺家风与热，斑因风热发如兹。疹斑色白松肌表，血热知丹犀莫迟。
舌白荆防翘薄力，舌红切忌葛升医。凡属正虚苔嫩薄，淡红微白补休迟。
厚黄腻白邪中蕴，诊者须知清解宜。三十九歌皆要诀，伏邪新感一齐明。
金针绣出凭君看，敢告同人仔细评。

第二章 脉　诊

第一节　《内经》《难经》与脉诊有关的记载

一、《内经》记载

《内经》中记载的脉诊方法丰富多样，通过综合分析，将其归纳为常用的6种诊法。即三部九候诊法、人迎寸口对比诊法、独取寸口诊法、尺肤诊法、虚里诊法及手少阴脉诊法等。

（一）三部九候诊法

《素问·三部九候论》："帝曰：何谓三部？岐伯曰：有下部，有中部，有上部，部各有三候。三候者，有天、有地、有人也。必指而导之，乃以为真。上部天，两额之动脉；上部地，两颊之动脉；上部人，耳前之动脉。中部天，手太阴也；中部地，手阳明也；中部人，手少阴也。下部天，足厥阴也；下部地，足少阴也；下部人，足太阴也。故下部之天以候肝，地以候肾，人以候脾胃之气。帝曰：中部之候奈何？岐伯曰：亦有天，亦有地，亦有人。天以候肺，地以候胸中之气，人以候心。帝曰：上部以何候之？岐伯曰：亦有天，亦有地，亦有人。天以候头角之气，地以候口齿之气，人以候耳目之气。"

（二）人迎寸口对比诊法

《素问·六节藏象论》："人迎一盛病在少阳，二盛病在太阳，三盛病在阳明，四盛以上为格阳。寸口一盛病在厥阴，二盛病在少阴，三盛病在太阴，四盛以上为关阴。人迎与寸口俱盛四倍以上为关格。关格之脉，赢不能极于天地之精气，则死矣。"

（三）独取寸口诊法

《素问·五藏别论》："帝曰：气口何以独为五藏之主？岐伯曰：胃者，水谷之海，六府之大源也。五味入口，藏于胃，以养五藏气，气口亦太阴也，是以五藏六府之气味，皆出于胃，变见于气口。"

《素问·经脉别论》："气口成寸，以决死生。"

（四）尺肤诊法

《素问·脉要精微论》："尺内两旁，则季胁也。尺外以候肾，尺里以候腹。中附上，左外以候肝，内以候鬲；右外以候胃，内以候脾。上附上，右外以候肺，内以候胸中；左外以候心，内以候膻中。前以候前，后以候后。上竟上者，胸喉中事也；下竟下者，少腹腰股膝胫足中事也。"

《灵枢·终始》："持其脉口人迎，以知阴阳有余不足，平与不平，天道毕矣。所谓平人者不病，不病者，脉口人迎应四时也，上下相应而俱往来也，六经之脉不结动也，本末之寒温之相守司也。形肉血气必相称也，是谓平人。少气者，脉口人迎俱少，而不称尺寸也。"

（五）虚里诊法

《素问·平人气象论》曰："胃之大络，名曰虚里，贯鬲络肺，出于左乳下，其动应衣，脉宗气也。"

《灵枢·邪客》关于宗气的记载："积于胸中，出于喉咙，以贯心脉，而行呼吸焉。"因此，虚里搏动是宗气推动的结果。其脉动的变化及强弱，可诊察人体宗气的盛衰及心肺功能的状况，后世也有将虚里诊法归属于按诊范畴。

（六）手少阴脉诊法

《素问·平人气象论》曰："妇人手少阴脉动甚者，妊子也。"其原理为：血聚养胎，脉动增强，胎气鼓动所致。后人主要根据手太阴肺经寸口脉之滑、数程度来辨别孕脉。

二、《难经》记载

《难经·六十一难》："切脉而知之谓之巧。"

《难经·十八难》："脉有三部，部有四经，手有太阴、阳明，足有太阳、少阴，为上下部，何谓也？然，手太阴、阳明金也，足少阴、太阳水也，金生水，水流下行而不能上，故在下部也。足厥阴、少阳木也，生手太阳、少阴火，火炎上行而不能下，故为上部。手心主、少阳火，生足太阴、阳明土，土主中宫，故在中部也。此皆五行子母更相生养者也。"

《难经·十八难》："脉有三部九候，各何所主之？然，三部者，寸关尺也。九候者，浮中沉也。上部法天，主胸以上至头之有疾也；中部法人，主膈下至脐之有疾也；下部法地，主脐下至足之有疾也。审而刺之者也。"

第二节 脉的生理（脉本）

一、寸关尺

《难经·二难》："从关至尺，是尺内，阴之所治也。从关至鱼际，是寸口内，阳之所治也。然则关之前曰寸，关之后曰尺，而所谓关者，乃间于尺寸之间，而为阴阳之界限，正当掌后高骨处是也。"（见图2-1）

寸关尺之距离，因人尺寸之长短而有不同。

《难经·二难》："故分寸为尺，分尺为寸。故阴得尺内一寸，阳得寸内九分。尺寸终始，一寸九分，故曰尺寸也。"

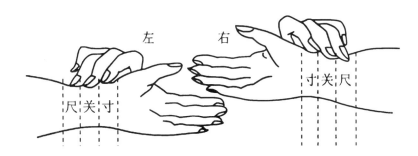

图 2-1 脉诊寸关尺定位方法

准确的确定尺寸的方法为：由肘关节之横纹起至腕关节之横纹止，其长度等分为十，其中一份为一寸。但临床常常以高骨定关，即桡骨茎状突起内侧面腕关节前部定位关部。

二、脉之胃、根、神

胃气：《素问·平人气象论》曰："平人之常气禀于胃，胃者平人之常气也。人无胃气曰逆，逆者死。"又有："人以水谷为本，故人绝水谷则死。脉无胃气亦死。所谓无胃气者，但得真脏脉，不得胃气也。所谓不得胃气者，肝不弦，肾不石也。"脉有胃气的表现是：不浮不沉，不疾不徐，来去从容，节律一致。即使是病脉，不论浮沉迟数，脉来从容，有冲和之象，便是脉有胃气。脉象之胃气，反映了人体脾胃运化功能的强弱、营养状况和能量储备状况的优劣。人以胃气为本，脉亦以胃气为本，有胃气则生，少胃气则病，无胃气则死。因此，诊脉时要察脉象有无胃气，对于推断疾病的预后及转归具有重要的意义。

有神：《灵枢·平人绝谷》篇："故神者，水谷之精气也。"张景岳曰："善为脉者，贵在察神，不可察形。察形者，形千形万不得其要，察神者，惟一惟精，独见其真也。"脉有神的表现有：脉律整齐、柔和有力。脉之神气反映了机体精气的盛衰。因为神以人体之精气为物质基础，并受后天水谷之精的充养，故有胃才能有神。脉象有神，正常人脉有神说明精气充盛；有病之人脉有神说明精气未竭。

有根：《难经》"脉之有尺，譬如树之有根，枝叶虽枯槁，根本将自生"。脉有根表现为：尺脉有力或沉取不绝。脉有根无根与肾气的盛衰有关。正常人脉有根说明肾气充盛；病中之人脉有根为肾气未绝，尚有生机。相反，若尺脉沉取不应，则说明肾气已衰败，病情危重。

三、元 气

难经讲元气，《难经·八难》："诸十二经脉者，皆系于生气之原。所谓生气之原者，谓十二经之根本也，谓肾间动气也。此五脏六腑之本，十二经脉之根，呼吸之门，三焦之原。"

《难经·十三难》："脉之有尺，譬如树之有根，枝叶虽枯槁，根本将自生。脉有根本，人有元气，故知不死。"

第三节 切脉方法

一、诊脉时间

《素问·脉要精微论》:"诊法常以平旦,阴气未动,阳气未散,饮食未进,经脉未盛,络脉调匀,气血未乱,故乃可诊有过之脉。""切脉动静而视精明,察五色,观五脏有余不足,六腑强弱,形之盛衰,以此参伍,决死生之分。""是故持脉有道,虚静为保。春日浮,如鱼之游在波;夏日在肤,泛泛乎万物有余;秋日下肤,蛰虫将去;冬日在骨,蛰虫周密,君子居室。故曰:知内者按而纪之,知外者终而始之。此六者,持脉之大法。"

二、平息

平息是指医生在诊病时注意调整呼吸。以每次呼吸脉动四次,闰以五次计算。人一呼脉行三寸,一吸脉行三寸,呼吸定息,脉行六寸。人一日一夜,凡一万三千五百息,脉行五十度,周于身。漏水下百刻,营卫行阳二十五度,行阴亦二十五度,为一周也,故五十度复会于手太阴。

三、体位

诊脉时病人的正确体位是正坐或仰卧,前臂自然向前平伸,与心脏置于同一水平。诊者三指平齐,指诊脉者的手指指端要平齐,手指略呈弓形,与受诊者体表角度约为45°,以使三指指目紧贴于脉搏搏动处(指目即指尖和指腹交界棱起之处,与指甲二角连线之间的部位,形如人目,是手指触觉较灵敏的部位)。指尖的感觉虽灵敏,但因有指甲,不宜垂直加压。指腹的肌肉较丰厚,用指腹切脉有时会受医者自身手指动脉搏动的干扰。

四、指法

(一)举法

亦称"轻取"或"浮取",是指用较轻的指力,按在寸口脉搏动的部位,以体察脉搏部位的方法。

（二）按　法

是指用较重的指力，甚至按到筋骨体察脉象的方法，又称"重取"或"沉取"。三指用力适中，按至肌肉以体察脉象的方法称为"中取"。

（三）寻　法

寻是指切脉时指力从轻到重，或从重到轻，左右推寻，调节最适当指力的方法。在寸口三部细细寻找脉动最明显的部位，统称寻法，以捕获最丰富的脉象信息。

（四）总　按

即用三指同时用力诊脉的方法。从总体上辨别寸关尺三部和左右两手脉象的形态、脉位的浮沉等。总按时一般指力均匀，但亦有三指用力不一致的情况。

（五）单　诊

用一个手指诊察一部脉象的方法。儿童切脉时可以一指定三关。

1. 脉位：是指脉动部位的浅深。其变化受气温、季节等影响，夏秋较浮，冬季较沉。当外邪侵入机体时，邪在肌表脉较浮，外邪深入于里时，浮脉少见；内伤杂病脉位多不浮。

2. 脉率：是指脉搏频率的快慢。脉率的快慢与病性的寒热、情绪、运动、饮酒、睡眠等因素有关，发热则脉数，阳虚则脉迟，情绪激动、运动、饮酒可致脉率加快，睡眠则使脉率减慢。

3. 脉形：是指脉动的长短和粗细。脉形受形体高矮强弱的影响，形体高大强壮者则脉形较大较长；形体矮小羸弱者则脉形较细较短。此外，也与气血的充盈度、心脏收缩力的强弱、血管紧张度等因素有关，如若气血充盈、心肌收缩有力，血管紧张度适中，则脉象指感盈满和缓，从容有力。

4. 脉势：是指脉象搏动往来的趋势，与心脏和外周阻力影响有关，包含着脉象流利度、血管紧张度、脉律的均匀度等。

第四节 27种脉象（《濒湖脉学》）

一、浮 脉

体状诗：浮脉惟从肉上行，如循榆荚似毛轻；三秋得令知无恙，久病逢之却可惊。

相类诗：浮如木在水中浮，浮大中空乃是芤，拍拍而浮是洪脉，来时虽盛去悠悠。浮脉轻平似捻葱，虚来迟大豁然空，浮而柔细方为濡，散似杨花无定踪。

主病诗：浮脉为阳表病居，迟风数热紧寒拘；浮而有力多风热，无力而浮是血虚。寸浮头痛眩生风，或有风痰聚在胸，关上土衰兼木旺，尺中溲便不流通。

二、沉 脉

体状诗：水行润下脉来沉，筋骨之间软滑匀，女子寸兮男子尺，四时如此号为平。

相类诗：沉帮筋骨自调匀，伏则推筋着骨寻；沉细如绵真弱脉，弦长实大是牢形。

主病诗：沉潜水蓄阴经病，数热迟寒滑有痰，无力而沉虚与气，沉而有力积并寒。寸沉痰郁水停胸，关主中寒痛不通，尺部浊遗并泻痢，肾虚腰及下元痛。

三、迟 脉

体状诗：迟来一息至惟三，阳不胜阴气血寒，但把浮沉分表里，消阴须益火之原。

相类诗：脉来三至号为迟，小快于迟作缓持，迟细而难知是涩，浮而迟大以虚推。

主病诗：迟司脏病或多痰，沉痼癥瘕仔细看，有力而迟为冷痛，迟而无力定虚寒。寸迟必是上焦寒，关主中寒痛不堪，尺是肾虚腰脚重，溲便不禁疝牵丸。

四、数脉

体状诗：数脉息间常六至，阴微阳盛必狂烦，浮沉表里分虚实，惟有儿童作吉看。

相类诗：数比平人多一至，紧来如数似弹绳，数而时止名为促，数在关中动脉形。

主病诗：数脉为阳热可知，只将君相火来医，实宜凉泻虚温补，肺病秋深却畏之。寸数咽喉口舌疮，吐红咳嗽肺生疡，当关胃火并肝火，尺属滋阴降火汤。

五、滑脉

体状诗：滑脉如珠替替然，往来流利却还前。

相类诗：莫将滑数为同类，数脉惟看至数间。

主病诗：滑脉为阳元气衰，痰生百病食生灾，上为吐逆下蓄血，女脉调时定有胎。寸滑膈痰生呕吐，吞酸舌强或咳嗽，当关宿食肝脾热，渴痢癫淋看尺部。

六、涩脉

体状诗：细迟短涩往来难，散止依稀应指间，如雨沾沙容易散，病蚕食叶慢而艰。

相类诗：参伍不调名曰涩，轻刀刮竹短而难，微似秒芒微软甚，浮沉不别有无间。

主病诗：涩缘血少或伤精，反胃亡阳汗雨淋，寒湿入营为血痹，女人非孕即无经。寸涩心虚痛对胸，胃虚胁胀察关中，尺为精血俱伤候，肠结溲淋或下红。

七、虚脉

体状诗：举之迟大按之松，脉状无涯类谷空。

相类诗：莫把芤虚为一例，芤来浮大似慈葱。

主病诗：脉虚身热为伤暑，自汗怔忡惊悸多，发热阴虚须早治，养营益气莫蹉跎。血不荣心寸口虚，关中腹胀食难舒，骨蒸痿痹伤精血，却在神门两部居。

八、实　脉

体状诗：浮沉皆得大而长，应指无虚幅幅强，热蕴三焦成壮火，通肠发汗始安康。

相类诗：实脉浮沉有力强，紧如弹索转无常，须知牢脉帮筋骨，实大微弦更带长。

主病诗：实脉为阳火郁成，发狂谵语吐频频，或为阳毒或伤食，大便不通或气疼。寸实应知面热风，咽痛舌强气填胸，当关脾热中宫满，尺实腰肠痛不通。

九、长　脉

体状诗：过于本位脉名长，弦则非然但满张。

相类诗：弦脉与长争较远，良工尺度自能量。

主病诗：长脉迢迢大小匀，反常为病似牵绳，若非阳毒癫痫病，即是阳明热势深。

十、短　脉

体状诗：两头缩缩名为短，涩短迟迟细且难。

相类诗：短涩而浮秋喜见，三春为贼有邪干。

主病诗：短脉惟于尺寸寻，短而滑数酒伤神，浮为血涩沉为痞，寸主头疼尺腹疼。

十一、洪　脉

体状诗：脉来洪盛去还衰，满指滔滔应夏时，若在春秋冬月分，升阳散火莫狐疑。

相类诗：洪脉来时拍拍然，去衰来盛似波澜，欲知实脉参差处，举按弦长幅幅坚。

主病诗：脉洪阳盛血应虚，相火炎炎热病居，胀满胃翻须早治，阴虚泄痢可愁知。寸洪心火上焦炎，肺脉洪时金不堪。肝火胃虚关内察，肾虚阴火尺中看。

十二、微　脉

体状诗：微脉轻微瞥瞥乎，按之欲绝有如无。

相类诗：微为阳弱细阴弱，细比于微略较粗。

主病诗：气血微兮脉亦微，恶寒发热汗淋漓，男为劳极诸虚候，女作崩中带下医。寸微气促或心惊，关脉微时胀满形，尺部见之精血弱，恶寒消瘅痛呻吟。

十三、紧　脉

体状诗：举如转索切如绳，脉象因之得紧名，总是寒邪来作寇，内为腹痛外身疼。

相类诗：见弦、实脉。

主病诗：紧为诸痛主于寒，喘咳风痫吐冷痰，浮紧表寒须发越，紧沉温散自然安。寸紧人迎气口分，当关心腹痛沉沉，尺中有紧为阴冷，定是奔豚与疝疼。

十四、缓　脉

体状诗：缓脉阿阿四至通，柳梢袅袅飐轻风，欲从脉里求神气，只在从容和缓中。

相类诗：见迟脉。

主病诗：缓脉营衰卫有余，或风或湿或脾虚，上为项强下痿痹，分别浮沉大小区。寸缓风邪项背拘，关为风眩胃家虚，神门濡泄或风秘，或是蹒跚足力迂。

十五、芤　脉

体状诗：芤形浮大软如葱，边实须知内已空，火犯阳经血上溢，热侵阴络下流红。

相类诗：中空旁实乃为芤，浮大而迟虚脉呼，芤更带弦名曰革，芤为失血革血虚。

主病诗：寸芤积血在于胸，关里逢芤肠胃痈，尺部见之多下血，赤淋红痢漏崩中。

十六、弦　脉

体状诗：弦脉迢迢端直长，肝经木旺土应伤，怒气满胸常欲叫，翳蒙瞳子泪淋浪。

相类诗：弦来端直似丝弦，紧则如绳左右弹，紧言其力弦言象，牢脉弦长沉伏间。

主病诗：弦应东方肝胆经，饮痰寒热疟缠身，浮沉迟数须分别，大小单双有重轻。寸弦头痛膈多痰，寒热癥瘕察左关，关右胃寒心腹痛，尺中阴疝脚拘挛。

十七、革　脉

体状诗：革脉形如按鼓皮，芤弦相合脉寒虚。

相类诗：见芤、牢脉。

主病诗：女人半产并崩漏，男子营虚或梦遗。

十八、牢　脉

体状诗：弦长实大脉牢坚，牢位常居沉伏间。

相类诗：革脉芤弦自浮起，革虚牢实要详看。

主病诗：寒则牢坚里有余，腹心寒痛木乘脾，疝癞癥瘕何愁也，失血阴虚却忌之。

十九、濡　脉

体状诗：濡形浮细按须轻，水面浮绵力不禁，病后产中犹有药，平人若见是无根。

相类诗：浮而柔细知为濡，沉细而柔作弱持，微则浮微如欲绝，细来沉细近于微。

主病诗：濡为亡血阴虚病，髓海丹田暗已亏，汗雨夜来蒸入骨，血山崩倒湿侵脾。寸濡阳微自汗多，关中其奈气虚何，尺伤精血虚寒甚，温补真阴可起疴。

二十、弱　脉

体状诗：弱来无力按之柔，柔细而沉不见浮，阳陷入阴精血弱，白头犹可少年愁。

相类诗：见濡脉。

主病诗：弱脉阴虚阳气衰，恶寒发热骨筋痿，多惊多汗精神减，益气调营急早医。寸弱阳虚病可知，关为胃弱与脾衰，欲求阳陷阴虚病，须把神门两部推。

二十一、散　脉

体状诗：散似杨花散漫飞，去来无定至难齐，产为生兆胎为堕，久病逢之不必医。

相类诗：散脉无拘散漫然，濡来浮细水中绵，浮而迟大为虚脉，芤脉中空有两边。

主病诗：左寸怔忡右寸汗，溢饮左关应软散，右关软散胕胕肿，散居两尺魂应断。

二十二、细　脉

体状诗：细来累累细如丝，应指沉沉无绝期，春夏少年俱不利，秋冬老弱却相宜。

相类诗：见微、濡脉。

主病诗：细脉萦萦血气衰，诸虚劳损七情乖，若非湿气侵腰肾，即是伤精汗泄来。寸细应知呕吐频，入关腹胀胃虚形，尺逢定是丹田冷，泄痢遗精号脱阴。

二十三、伏　脉

体状诗：伏脉推筋着骨寻，指间裁动隐然深，伤寒欲汗阳将解，厥逆脐疼证属阴。

相类诗：见沉脉。

主病诗：伏为霍乱吐频频，腹痛多缘宿食停，蓄饮老痰成积聚，散寒温里莫因循。食郁胸中双寸伏，欲吐不吐常兀兀，当关腹痛困沉沉，关后疝疼还破腹。

二十四、动　脉

体状诗：动脉摇摇数在关，无头无尾豆形团，其原本是阴阳搏，虚者摇兮胜者安。

相类诗：见数脉。

主病诗：动脉专司痛与惊，汗因阳动热因阴，或为泄痢拘挛病，男子亡精女子崩。

二十五、促　脉

体状诗：促脉数而时一止，此为阳极欲亡阴，三焦郁火炎炎盛，进必无生退可生。

相类诗：见代脉。

主病诗：促脉惟将火病医，其因有五细推之，时时喘咳皆痰积，或发狂斑与毒疽。

二十六、结　脉

体状诗：结脉缓而时一止，独阴偏胜欲亡阳，浮为气滞沉为积，汗下分明在主张。

相类诗：见代脉。

主病诗：结脉皆因气血凝，老痰结滞苦沉吟，内生积聚外痈肿，疝瘕为殃病属阴。

二十七、代　脉

体状诗：动而中止不能还，复动因而作代看，病者得之犹可疗，平人却与寿相关。

相类诗：数而时止名为促，缓止须将结脉呼，止不能回方是代，结生代死自殊途。

主病诗：代脉原因脏气衰，腹痛泄痢下元亏，或为吐泻中宫病，女子怀胎三月兮。

第五节　脉谱图

（注：线的粗细代表脉的强弱，圆圈的大小代表脉的粗细）

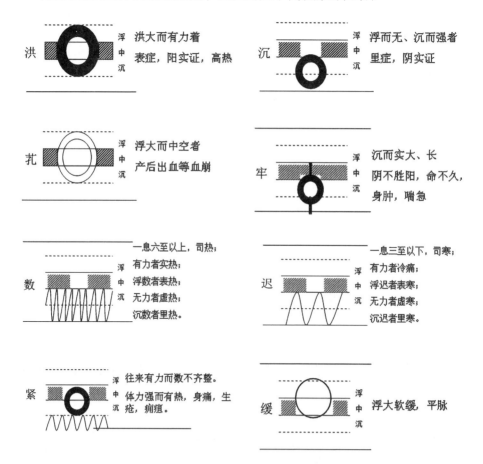

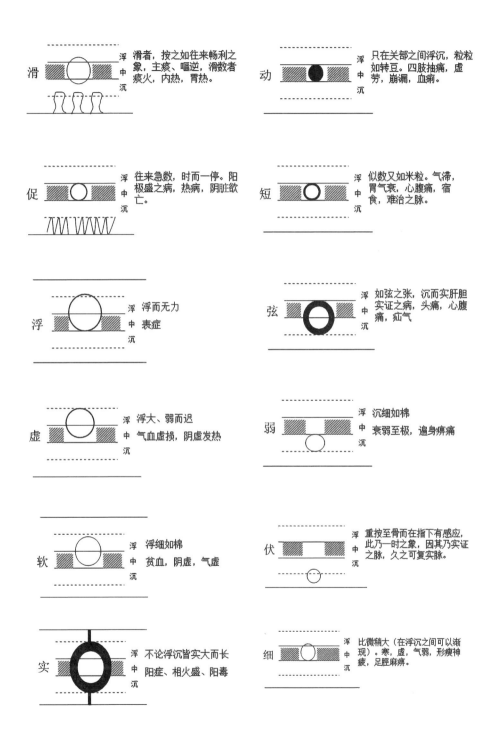

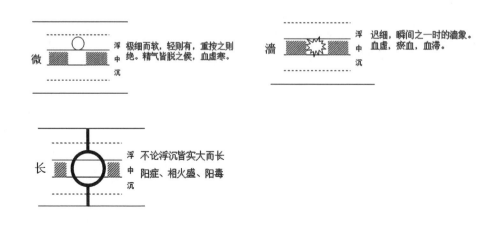

第六节 其他注意事项

常见可影响人体脉象的因素：

1. 精神情志：

人在恐惧、兴奋、忧虑、紧张等情绪变化时，都可以引起脉象变化，当情绪宁静之后，脉象亦可恢复正常。

2. 四时气候：

《素问·平人气象论》：春胃微弦、夏胃微钩、秋胃微毛、冬胃微石概括四季平脉。

3. 地理环境：

北方之人脉多强实，南方之人脉多软弱。

4. 脉位变异：

寸口不见脉搏，而由尺部斜向手背，称为斜飞脉。若脉象出现于寸口的背侧，称为反关脉。此属于桡动脉解剖位置的变异，不属于病脉。

第七节 临床应用

一、首辨阴阳

《素问·平人气象论》:"脉从阴阳,病易已;脉逆阴阳,病难已。脉得四时之顺,曰病无他;脉反四时及不间藏,曰难已。"

(一)人之阴阳

男为阳刚之体,女为阴柔之体;寸为阳,尺为阴;浮取为阳,沉取为阴;左脉为阳,右脉为阴。

(二)脉之阴阳

《素问·阴阳应象大论》:"善诊者,察色按脉,先别阴阳。"说明诊治疾病中辨脉之阴阳尤为重要。"

《伤寒论》:"问曰:脉有阴阳者,何谓也?答曰:凡脉大、浮、数、动、滑,此名阳也;脉沉、涩、弱、弦、微,此名阴也。凡阴病见阳脉者生,阳病见阴脉者死。"

《四言脉诀》:"五脏为阴,必候于沉;六腑为阳,必候于浮。中央直者,为十二经通行之路,故候十二经生长阴阳脏腑之气化。男子之脉,左大为顺;妇女之脉,右大为顺。男尺恒虚,女尺恒盛。左为阳,右为阴;寸为阳,尺为阴。男子属阳,阳得阳位为顺;妇女属阴,阴得阴位为顺。"

《难经·二难》:"从关至尺是尺内,阴之所治也。从关至鱼际是寸内,阳之所治也。"

《难经·四难》:"脉有阴阳之法,何谓也?然,呼出心与肺,吸入肾与肝,呼吸之间,脾受谷味也,其脉在中。浮者阳也,沉者阴也,故曰阴阳也。心肺俱浮,何以别之?然,浮而大散者,心也;浮而短涩者,肺也。肝肾俱沉,何以别之?然,牢而长者,肝也;按之而濡,举指来实者,肾也。脾者中州,故其脉在中。是阴阳之法也。"指出呼气自内而出、由下达上,出于上焦阳分,心肺主之,故脉搏由内至外,浮者属阳,以候心肺;心肺俱浮,而心则大散,肺则短涩,是肺脉浮而微沉也。吸气自外而入,由上达下,纳于下焦阴分，肝肾主之，故脉搏由外至内，沉者属阴，以候肝肾；肝肾俱沉，而肾则濡实，肝则牢长，是肝脉沉而微浮也。从而确定了浮沉为脉象阴阳的两纲。

《难经·十九难》："经言脉有逆顺，男女有恒。而反者，何谓也？然，男子生于寅，寅为木，阳也；女子生于申，申为金，阴也。故男脉在关上，女脉在关下。是以男子尺脉恒弱，女子尺脉恒盛，是其常也。反者，男得女脉，女得男脉也。其为病何如？然，男得女脉为不足，病在内。左得之，病在左；右得之，病在右，随脉言之也。女得男脉为太过，病在四肢。左得之，病在左；右得之，病在右，随脉言之，此之谓也。"

《难经·二十难》："经言脉有伏匿。伏匿于何脏而言伏匿邪？然，谓阴阳更相乘、更相伏也。脉居阴部而反阳脉见者，为阳乘阴也，虽阳脉时沉涩而短，此谓阳中伏阴也；脉居阳部而反阴脉见者，为阴乘阳也，虽阴脉时浮滑而长，此谓阴中伏阳也。"

《难经·四十八难》："人有三虚三实，何谓也？然，有脉之虚实，有病之虚实，有诊之虚实也。脉之虚实者，濡者为虚，牢者为实；病之虚实者，出者为虚，入者为实；言者为虚，不言者为实；缓者为虚，急者为实。诊之虚实者，痒者为虚，痛者为实；外痛内快，为外实内虚；内痛外快，为内实外虚，故曰虚实也。"

诊脉，首先要辨别阴阳，男子以左脉大为顺，女子以右脉大为顺，男子脉上盛下虚（即寸脉大于尺脉）为顺，女子以下盛上虚（即尺脉大于寸脉）为顺。若出现反常脉即为阴阳颠倒之脉象，左右、上下脉的倍数关系体现阴阳颠倒的程度。

二、三维诊脉

《素问·脉要精微论》："夫脉者，血之府也。长则气治，短则气病，数则烦心，大则病进。上盛则气急，下盛则气胀，代则气衰，细则气少，涩则心痛。浑浑革至如涌泉，病进而色弊，绵绵其去如弦绝，死。""粗大者，阴不足阳有余，为热中也。来疾去徐，上实下虚，为厥巅疾；来徐去疾，上虚下实，为恶风也。故中恶风者，阳气受也。"

《素问·脉要精微论》："推而外之，内而不外，有心腹积也；推而内之，外而不内，身有热也；推而上之，上而不下，腰足清也；推而下之，下而不上，头项痛也。按之至骨，脉气少者，腰脊痛而身有痹也。"

人体脉象是一个三维立体的圆，具有往来流利、界限清晰、弹性适中的特点。脉如河流，脉的长度代表脏腑的盛衰，宽度代表气血的盈亏，高度即脉的浮沉代表感邪在表在里。候脉时，若诊到脉体不是圆润的立体圆而是触及许多凸起或凹陷，甚至团块、条索等，或者脉体长短、高低的变化，这些变化都与相应人体脏腑器官的疾病有关系，研究这些凸起、凹陷、团块、条索等与人体脏腑器官的关系对疾病的诊断和治疗有重要意义。并且，脉体变化的形状常常与疾病的性质相关，如左寸脉沉取或点状或球状改变常常提示心脑血管的瘀堵，点或球的大小及硬度代表斑块的大小、新旧及轻重程度；右寸脉沉取条索样改变多提示肺部炎症、结节或条索的形成，条索的硬度、长短代表肺部组织损伤的严重程度；左关部浮取球状或点状改变多提示胆囊炎症、结节、息肉等改变，沉取尺侧缘点状或条索样改变多提示乳腺增生，沉取脉体正中球状改变指下能感应到血流，提示肝血管瘤，无血流则是肝囊肿；左尺部沉取条索样改变多提示肾阳受损，多见腰痛。如左尺为球形软而浊的脉为蛋白尿或高尿酸血症之象、肾脏蛋白尿的形成等。

三、脉与经络

《难经·一难》："十二经皆有动脉。"

《灵枢·终始》："人迎一盛，病在足少阳，一盛而躁，病在手少阳。人迎二盛，病在足太阳，二盛而躁，病在手太阳。人迎三盛，病在足阳明，三盛而躁，病在手阳明。人迎四盛，且大且数，名曰溢阳。溢阳为外格。脉口一盛，病在足厥阴；厥阴一盛而躁，在手心主。脉口二盛，病在足少阴；二盛而躁，在手少阴。脉口三盛，病在足太阴；三盛而躁，在手太阴。脉口四盛，且大且数者，名曰溢阴。溢阴为内关，内关不通，死不治。人迎与太阴脉口俱盛四倍以上，名曰关格。关格者，与之短期。"

十二经动脉：

手太阴肺脉，动中府、云门、天府、侠白。

手阳明大肠脉，动合谷、阳溪。

足阳明胃脉，动冲阳（在足大趾次趾陷中，为内庭，上内庭五寸，是即仲景所谓趺阳脉是也）。

足太阴脾脉，动箕门、冲门（在期门下尺五寸）。

手少阴心脉，动极泉（臂内腋下筋间）。

手太阳小肠脉，动天窗（在颈侧大筋间，曲颊下）。

足太阳膀胱脉，动委中（在膝后）。

足少阴肾脉，动太溪（在踝后跟骨上）。

手厥阴心包络，动劳宫（在掌中屈中指尽处）。

手少阳三焦脉，动和髎（在耳前）。

足少阳胆脉，动听会（在耳前陷中）。

足厥阴肝脉，动太冲、五里、阴廉。

四、脉与脏腑

《难经·九难》："何以别知藏府之病耶？然，数者府也，迟者藏也。数则为热，迟则为寒。诸阳为热，诸阴为寒。故以别知藏府之病也。"

《素问·脉要精微论》："尺内两旁，则季胁也。尺外以候肾，尺里以候腹。中附上，左外以候肝，内以候膈；右外以候胃，内以候脾。上附上，右外以候肺，内以候胸中；左外以候心，内以候膻中。前以候前，后以候后。上竟上者，胸喉中事也；下竟下者，少腹腰股膝胫足中事也。"

寸口分候脏腑：

左手：心、肝、肾

　　　小肠、胆、膀胱

右手：肺、脾、肾

　　　大肠、胃、命门

第二章 脉 诊

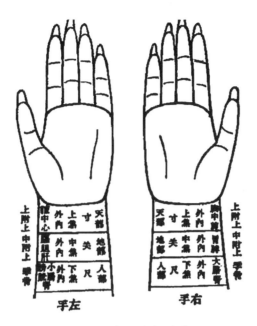

图 2-2 寸口分候脏腑图

人的寸口就像一个人形的缩略图，人体每一个器官都有相应的位置，从上到下与人体上下结构呼应，桡侧尺侧分别与人体的背面正面呼应。桡侧脉象改变表示病变在表、病邪在外或邪从外侵，如寸关尺桡侧脉象改变代表人体督脉病变。尺侧脉象改变表示病在里、在腑、在脏，多由七情或内伤产生。男性左手候左侧的脏腑，女性常常是交叉的，如男性左手关脉尺侧候左侧乳腺，女性左手关脉尺侧代表右侧乳腺。候十二脏腑定位，以右食指，切左寸脏心，腑小肠；右中指，切左关脏肝，腑胆；右无名指，切左尺脏肾，腑膀胱；如以左食指，切右寸脏肺，腑大肠；左中指，切右关脏脾，腑胃；左无名指，切右尺脏命门，腑三焦。

更具体的人体器官分布：头部的脉象信息在寸脉的远心端。颈部的脉象信息在寸脉的中部。胸腔其所含脏器的脉象信息覆盖于寸脉部。肝、胆、脾、胃的脉象信息在关脉的远心端。肾、胰腺、肠等脉气在关脉的近心端。膀胱、前列腺、输尿管、子宫、附件、结肠左曲及直肠、双下肢等，相当于双尺脉的感应区域。

五、整体观念

人体不仅五脏相互关联，上中下三焦也存在上下交通、承上启下的作用，下焦为元阴元阳（底火），中焦脾胃肝胆为枢纽，中下二焦共同升发清阳濡润上焦，同时上焦心肺交通下焦，生命周流不止，在疾病治疗过程中要考虑三焦的相互作用，标本兼顾。

六、天人合一

《素问·脉要精微论》："凡人之身，与天地阴阳四时之气皆同。"

"帝曰：脉其四时动奈何？知病之所在奈何？知病之所变奈何？知病乍在内奈何？知病乍在外奈何？请问此五者，可得闻乎？岐伯曰：请言其与天运转大也。万物之外，六合之内，天地之变，阴阳之应，彼春之暖，为夏之暑，彼秋之忿，为冬之怒，四变之动，脉与之上下，以春应中规，夏应中矩，秋应中衡，冬应中权。是故冬至四十五日，阳气微上，阴气微下。夏至四十五日，阴气微上，阳气微下。阴阳有时，与脉为期，期而相失，知脉所分，分之有期，故知死时。微妙在脉，不可不察，察之有纪，从阴阳始。始之有经，从五行生。生之有度，四时为宜。补泻勿失，与天地如一，得一之情，以知死生。是故声合五音，色合五行，脉合阴阳。"

《难经·十五难》："经言春脉弦，夏脉钩，秋脉毛，冬脉石，是王脉耶？将病脉也？然，弦、钩、毛、石者，四时之脉也。春脉弦者，肝东方木也，万物始生，未有枝叶，故其脉之来，濡弱而长，故曰弦。夏脉钩者，心南方火也，万物之所茂，垂枝布叶，皆下曲如钩，故其脉之来疾去迟，故曰钩。秋脉毛者，肺西方金也，万物之所终，草木华叶，皆秋而落，其枝独在，若毫毛也，故其脉之来，轻虚以浮，故曰毛。冬脉石者，肾北方水也，万物之所藏也，盛冬之时，水凝如石，故其脉之来，沉濡而滑，故曰石。此四时之脉也。"

"然，春脉弦，反者为病。何谓反？然，其气来实强，是谓太过，病在外；气来虚微，是谓不及，病在内。气来厌厌聂聂，如循榆叶，曰平。益实而滑,如循长竿,曰病。急而劲益强,如新张弓弦,曰死。春脉微弦曰平,弦多胃气少曰病,但弦无胃气曰死。春以胃气为本。"

"夏脉钩,反者为病。何谓反?然,其气来实强,是谓太过,病在外;气来虚微,是谓不及,病在内。其脉来累累如环,如循琅玕,曰平。来而益数,如鸡举足者,曰病。前曲后居,如操带钩,曰死。夏脉微钩曰平,钩多胃气少曰病,但钩无胃气曰死,夏以胃气为本。"

"秋脉毛,反者为病。何谓反?然,其气来实强,是谓太过,病在外;气来虚微,是谓不及,病在内。其脉来蔼蔼如车盖,按之益大,曰平。不上不下,如循鸡羽,曰病。按之萧索,如风吹毛,曰死。秋脉微毛曰平,毛多胃气少曰病,但毛无胃气曰死,秋以胃气为本。"

"冬脉石,反者为病。何谓反?然,其气来实强,是谓太过,病在外;气来虚微,是谓不及,病在内。脉来上大下兑,濡滑如雀之喙,曰平。啄啄连属,其中微曲,曰病。来如解索,去如弹石,曰死。冬脉微石曰平,石多胃气少曰病,但石无胃气曰死。冬以胃气为本。"

"胃者,水谷之海,主禀四时,故皆以胃气为本,是谓四时之变病,死生之要会也。脾者,中州也,其平和不可得见,衰乃见耳。来如雀之啄,如水之下漏,是脾衰之见也。"

《难经·集注》:"天以六六之节成一岁,其自冬至之后得甲子,即是盛年初之气分也……其阳明之至,浮大而短,为二之气……太阳之至,洪大而长,复得甲子,为三之气……太阴之至,紧大而长,复得甲子,为四之气……少阴之至,紧细而微,复得甲子,为五之气……厥阴之至,沉短而敦,复得甲子,为终之气……此三阴三阳之脉王,随六甲之日数,故有此六脉之状,是谓平脉也。"

中医的整体观念不仅是人体是一个有机的整体,更包含了人与自然界是一个有机的整体,自然界的变化,包括年运、季节、节气、天气对人体的影响都是非常巨大的,对诊断和治疗疾病也具有十分重要的意义,如立春节气大地回春,地气上升,此时借助地气的上升之力升发人体的清阳,具有事半功倍的效果;又如五毒月,大地发毒,此时艾灸有助于更好地祛除人体内的浊气及湿气。因此,在诊断及治疗疾病的同时,一定要考虑自然气候对人体的影响，如果在冬天想要彻底除去人体的湿气与寒气会很难，因为冬天为闭藏的季节，湿气和寒气会同样被人体闭藏在脏腑深处，难以彻底除去，等到夏季，尤其是三伏天气，阳气发散，此时人体同大自然一样，湿气寒气也会发散在人体表层，此时用药物或者艾灸之类祛除湿寒便十分容易了。

七、真脏脉

真脏脉又称"败脉""绝脉""死脉""怪脉"，其特点是无胃、无神、无根，在疾病重危时出现的脉象，是病邪深重、元气衰竭、胃气已败的象征。

《素问·玉机真藏论》："急虚身中卒至，五脏绝闭，脉道不通，气不往来，譬如堕溺，不可为期。其脉绝不来，若人一息五六至，其形肉不脱，真藏虽不见，犹死也。""真肝脉至，中外急如循刀刃，责责然，如按琴瑟弦，色青白不泽，毛折，乃死。真心脉至，坚而搏，如循薏苡子累累然，色赤黑不泽，毛折，乃死。真肺脉至，大而虚，如以毛羽中人肤，色白赤不泽，毛折，乃死。真肾脉至，搏而绝，如指弹石辟辟然，色黑黄不泽，毛折，乃死。真脾脉至，弱而乍数乍疏，色黄青不泽，毛折，乃死。诸真藏脉者，皆死不治也。"

《素问·阴阳别论》："凡持真脉之脏脉者，肝至悬绝急，十八日死；心至悬绝，九日死；肺至悬绝，十二日死；肾至悬绝，七日死；脾至悬绝，四日死。"

《素问·平人气象论》："肝见庚辛死，心见壬癸死，脾见甲乙死，肺见丙丁死，肾见戊己死，是为真藏见，皆死。"

（1）无胃脉：以无冲和之意、应指坚搏为主要特征。如脉来弦急，如循刀刃称偃刀脉；脉动短小而坚搏，如循薏苡子为转豆脉；或急促而坚硬如弹石称弹石脉等。临床提示邪盛正衰，胃气不能相从，心、肝、肾等脏气独现，是病情重危的征兆之一。

（2）无神脉：以脉率无序、脉形散乱为主要特征。如脉在筋肉间连连数急，三五不调，止而复作，如雀啄食之状称雀啄脉；如屋漏残滴，良久一滴者称屋漏脉；脉来乍疏乍密，如解乱绳状称解索脉。脉在皮肤，应指如麻粒，形小细微，急促零乱称麻促脉，此为气衰血枯之象，以上主要由脾（胃）、肾阳气衰败所致，提示神气涣散，生命即将告终。

（3）无根脉：以虚大无根或微弱不应指为主要特征。如脉浮数之极，至数不清，如釜中沸水，浮泛无根，称釜沸脉，为三阳热极，阴液枯竭之候；若脉在皮肤，头定而尾摇，似有似无如鱼在水中游动，称鱼翔脉；脉在皮肤，如虾游水，时而跃然而去，须臾又来，伴有急促躁动之象称虾游脉。均为三阴寒极、亡阳于外、虚阳浮越的征象。

八、其他特殊脉象

（一）阴阳绝脉

《脉经》："尺脉上不至关，为阴绝；寸脉下不至关，为阳绝；阴绝而阳微，死不治。若计其余命死生之期，日月节克之也。"

（二）行尸内虚脉

仲景曰："脉病人不病，名曰行尸，以无王气，卒眩仆不识人者，短命则死。人病脉不病，名曰内虚，以少谷神，虽病无苦。"

（三）脉证不从

《难经正义》："脉结伏者，内无积聚；脉浮结者，外无痼疾。有结聚，脉不结伏；有痼疾，脉不浮结，为脉不应病，病不应脉，是为死病。"

《难经·二十一难》："经言人形病，脉不病，曰生；脉病，形不病，曰死。何谓也？然，人形病，脉不病，非有不病者也，谓息数不应脉数也，此大法。"

《四诊抉微》："六淫之邪初起，脉宜洪大数实，若微小伏匿无力，是正气虚而相反，轻病必重，重病必死。久病产后溃疡，宜微小迟缓，若洪数为相反，中有胃气犹可救，否则危。"

（四）假阴假阳脉

《素问·至真要大论》："脉至而从，按之不鼓，诸阳皆然。"诸阴之反，"脉至而从，按之鼓甚而盛也"，逆取而得，治之法也。此为阳盛格阴、阴盛格阳脉象，如储种山言："凡病寒热，当以迟数为标，虚实为本。且如热症见数脉，按之不鼓而虚者，为元气不足，虚火游行于外，此非真热，乃假热也，作不足治之。如诊而实，方为真也。且如寒证见迟脉，诊之鼓击而实，为邪火伏匿于中，亦非真寒，乃假寒也，当作有余治之，如诊而虚，方是真寒。"

（五）脉决生死

《素问·大奇论》："脉至浮合，浮合如数，一息十至以上，是经气予不足也，微见，九十日死。脉至如火薪然，是心精之予夺也，草干而死。脉至如散叶，是肝气予虚也，木叶落而死。脉至如省客，省客者，脉塞而鼓，是肾气予不足也，悬去枣华而死。脉至如丸泥，是胃精予不足也，榆荚落而死。脉至如横格，是胆气予不足也，禾熟而死。脉至如弦缕，是胞精予不足也，病善言，下霜而死；不言，可治。脉至如交漆，交漆者，左右傍至也，微见，三十日死。脉至如涌泉，浮鼓肌中，太阳气予不足也，少气味，韭英而死。脉至如颓土之状，按之不得，是肌气予不足也，五色先见，黑白垒发而死。脉至如悬雍，悬雍者，浮揣切之益大，是十二俞之予不足也，水凝而死。脉至如偃刀，偃刀者，浮之小急，按之坚大急，五藏菀热，寒热独并于肾也，其人不得坐，立春而死。脉至如丸滑不直手，下直手者，按之不可得也，是大肠气予不足也，枣叶生而死。脉至如华者，令人善怒，不欲坐卧，行立常听，是小肠气予不足也，季秋而死。"

（六）妊娠脉象

《素问·阴阳别论》："阴搏阳别，谓之有子。"

《素问·平人气象论》："妇人手少阴脉动甚者，妊子也。"

《脉经》："尺中肾脉也，尺中之脉，按之不绝，法妊娠也。三部脉沉浮正等，按之无绝者，有娠也。妊娠初时，寸微小，呼吸五至，三月而尺数也。脉滑疾，重以手按之散者，胎已三月也。脉重手按之不散，但疾不滑者，五月也。妇人妊娠四月，欲知男女法，左疾为男，右疾为女，俱疾为生二子。""得太阴脉为男，得太阳脉为女，太阴脉沉，太阳脉浮。""左手沉实为男，右手浮大为女。左右手俱沉实，猥生二男。左右手俱浮大，猥生二女。""尺脉左偏大为男，右偏大为女，左右俱大产二子，大者如实状。""左右尺俱浮，为产二男，不尔，则女作男生。左右尺俱沉为产二女，不尔，则男作女生也。"

第八节　典型病例

一、腹痛案

邹某某，女，58岁，初诊时间：2019-08-30。

主诉：间断腹痛、腹胀半年，加重1个月余。

刻下症：间断腹痛、腹胀，纳可，夜寐安，大便秘结，小便调。

既往史："过敏性鼻炎"病史10余年；"高血压病"病史10余年。

舌诊：舌质淡暗，舌体胖大，有齿痕，舌中上1/3有纵行裂纹，舌苔白厚（见彩插 图2-3）。

脉诊：脉左寸脉沉微，右寸沉取有结节性团聚，尺侧明显；左关宽大，右关球形（质稍硬）；双尺沉弦。

面诊：面色黧黄，面部散在褐色斑，眉间纵纹，山根横纹，门牙开缝，牙龈萎缩，龈色暗（见彩插 图2-4、图2-5）。

见微辨析：综合舌诊(肺气阴两虚兼夹湿)、脉诊、面部散在褐色斑，考虑为肺结节、肺大泡；面诊面色黧黄、门牙开缝、牙龈萎缩、龈色暗、舌体胖大、有齿痕，舌中上1/3有纵行裂纹，舌苔白厚，考虑为胃实质病变；面诊眉间纵纹，考虑颈椎病、脑供血不足；山根横纹，考虑心肌缺血改变。

查肺CT：1.右肺中叶微结节；2.右肺下叶肺大泡；3.左冠状动脉钙化、主动脉硬化；4.肝内多发类圆形低密度影，肝实质密度不均匀减低，建议行上腹部CT平扫+增强扫描或行MRI检查（见彩插 图2-6）。

胃镜示：贲门糜烂，性质待定，慢性非萎缩性胃炎伴糜烂。病理诊断：（贲门）鳞状上皮增生伴少许炎性渗出，（胃角）黏膜慢性炎++伴肠化+，固有层淋巴组织增生（见彩插 图2-7）。

二、头痛案

张某，女，38岁，初诊时间：2019-10-12。

主诉：间断头痛10余年。

刻下症：头痛，为巅顶部及两颞部疼痛，为血管样跳痛，月经前明显，月经后可逐渐缓解，纳可，夜寐安，二便调。

既往史：既往体健。

舌诊：舌质紫暗，舌体胖大，舌尖1/3有纵行裂纹，舌苔薄白（见彩插图2-8）。

脉诊：脉左寸脉有球形溢脉，质软，右寸桡侧端弦紧如条索，尺侧端有小米粒大小的溢脉，质硬，关尺弦，右关为甚。

面诊：眉间轻度纵纹，额头色黯，鼻梁色青，右侧有褐色斑，鼻头色黯、有黑头。

见微辨析：综合面诊眉间有轻度纵纹、舌诊(肝寒犯胃、脾胃虚寒)、脉左寸脉有球形溢脉，考虑患者有头部缺血病变；鼻梁色青、右侧有褐色斑、鼻头色黯、有黑头，考虑患者头痛因脾胃虚寒、肝寒犯胃导致，且头痛部位为巅顶及两颞侧，经期前头痛明显；脉右寸桡侧端弦紧如条索，考虑为颈肩瘀闭、头部供血不足、肺部条索样病变；舌尖1/3有纵行裂纹，考虑为心肺气阴两伤。

查头颅核磁：1.双侧额顶叶脑白质多发斑点状高信号，性质待定（缺血灶），建议复查；2.透明隔囊肿（见图2-9）。

肺CT：左肺上叶舌段条索影（见图2-10）。

第三章 腹 诊

第一节 《内经》《难经》与腹诊有关的论述

《素问·方盛衰论》:"按脉动静,循尺滑涩寒温之意。"

《素问·脉要精微论》:"病名心疝,少腹当有形也。"

《灵枢·水胀》:"以手按其腹,随手而起,如裹之水状。"名水肿。

《素问·气厥论》:"涌水者,按腹不坚。"

《素问·痹论》:"胞痹者,少腹膀胱,按之内痛。"

《素问·举痛论》:"寒气客于肠胃之间……按之则血气散,故按之痛止。寒气客于侠脊之脉,则深按之不能及,故按之无益也。"

《素问·调经论》:"实者外坚充满,不可按,按之则痛……虚者……按之则气足以温之,故快然而不痛。"

《灵枢·论疾诊尺》:"审其尺之缓急、大小、滑涩,肉之坚脆,而病形定矣。"

《灵枢·本藏》:"视其外应,以知其内藏,则知所病矣。"

《素问·举痛论》:"五藏六府,固尽有部。……视而可见……扪而可得。"

《灵枢·胀论》:"藏府之在胸胁腹里之内也,若匣匮之藏禁器也,各有次舍,异名而同处……夫胸腹,藏府之郭也。……故五藏六府者,各有畔界,其病各有形状。"

《灵枢·论痛》:"肠胃之厚薄坚脆亦不等。"

《灵枢·水胀》:"肤胀何以候之? ……岐伯曰:腹大,身尽肿、皮厚……腹色不变，此其候也。腹胀……腹胀身皆大，大与腹胀等也。色苍黄，腹筋起，此其候也，石瘕……日以益大，状如怀子。"

《难经·十六难》："其内证脐左有动气，按之牢若痛"，心病"其内证脐上有动气"，脾病"当脐有动气"，肺病"脐右有动气"，肾病"脐下有动气"。

《难经·五十六难》："肝之积，名曰肥气，在左胁下，如覆杯，有头足。……心之积……脾之积……肺之积……肾之积……"

第二节　腹诊概述

腹诊是中医诊法的重要内容之一，通过对腹部的望、切等方法，取得一系列的客观征象，亦称腹证或腹候。每个腹候具有特定的中医辨证意义，从而为诊断提供了依据，并指导治疗。

腹诊的源流是《内经》《难经》和《伤寒杂病论》，腹诊内容大为丰富，且与辨证论治密切结合，在中医腹诊史上具有十分重要的作用和地位。而汉方医学家通过对经典中对腹部征候记述的领会，经过临床实践探索，于江户时代发掘、形成了腹诊的理论与实践方法。直至今日，仍是汉方医学常用诊法，其重要性甚至超过脉诊。目前腹诊的流派主要是以《内经》《难经》理论与方法为依据和基础的难经派腹诊，以《伤寒杂病论》理论与方法为依据和基础的伤寒派腹诊，综合借用难经派、伤寒派腹诊学术的折衷派腹诊，而以伤寒派腹诊为主流。

第三节　腹诊原理

胸腹部是人体重要脏器的居所，如《灵枢·胀论》说："藏府之在胸胁腹里之内也，若匣匮之藏禁器也，各有次舍，异名而同处……夫胸腹，藏府之郭也。"五藏六府在发生疾病的过程中，必然导致人体藏府阴阳气血的失调而反映到体表，故《灵枢·本藏》说："视其外应，以知其内藏，则知所病矣。"从仲景诊腹描述的腹候看，包括腹腔、盆腔脏器，有肝、脾、胰、胃、胆、大肠、小肠、肾、输尿管、膀胱、子宫及附件等脏腑的症状和体征,而且从临床诊察可知不少心肺疾患在腹部也有症状和体征出现,因此诊腹部可了解五脏六腑的病变。

仲景腹诊中多次提到的腹满、腹胀等腹候,除了可以是患者的自觉症状外,客观体征上是指腹部的膨胀及皮肉(腹壁)的鼓张,即张力。有腹满、腹胀的病人,腹部按压时可感到抵抗增强。腹部的阻抗是由整个腹壁的紧张度、腹腔充实感、内脏的阻抗所显示的内脏—体壁反射合在一起构成的。而腹壁的紧张度直接反映了腹壁皮内层、腹肌层的阻抗,同时亦受内脏的阻抗和腹腔充实感的影响,因此能显示生理病理的情况。腹诊时虽在腹壁体表按压,但可以从腹壁的张力来了解腹部的生理、病理表现,而腹壁的张力在一定程度上代表了全身的紧张度,因此可通过腹诊来了解全身的生理病理状况。但需注意的是腹诊不同于西医的腹部触诊,腹诊有限度,如同脉有脉的限度一样,不能完全代替脉诊,必须与脉诊及四诊合参,才能正确诊断。

第四节　腹诊部位

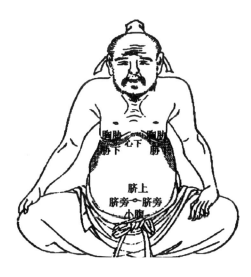

图 3-1　腹诊部位

一、心下部位

心下濡，心下痞，按之濡，心下痞硬，心下痞坚，心下痞硬而满，心下续坚满，按之心下满痛，心下满微痛，心下满而硬痛，正在心下，按之则痛，引胁下痛，心下痛，按之石硬，从心下至少腹硬满而痛不可近，心下支结，心下悸。

二、胸胁部位

胸胁苦满，胸胁逆满，胸胁支满，胸胁烦满，胸胁下满，胸胁满微结，胸下结硬，胁下痞硬，胁下硬满，胁下素有痞，连在脐旁，痛引少腹入阴筋。

三、腹、少腹、脐下等部位

腹濡，腹满，腹微满，腹胀满，腹满痛，腹中痛，腹中急痛，苦里急，虚劳里急，少腹满，少腹硬，少腹当硬满，膀胱急少腹满，少腹满如敦状，内拘急，少腹拘急，腹皮急，按之濡，少腹里急，少腹急结，少腹坚痛，少腹肿痞，按之即痛如淋，少腹中急挛痛引腰背；脐下悸、脐下有悸。

第五节　腹证简介

一、腹胀满

腹胀满或腹满的病机十分复杂，寒热虚实均可出现腹胀满或腹满，在与脏腑的关系中与肝、脾、胃、肠的关系最大，但其他脏腑病变亦可见腹胀满或腹满。就腹满为例，仲景书中提到的辨证论治意义大致有以下几个方面：①腹满，按之不痛为虚，痛者为实，可下之（《金匮要略·腹满寒疝宿食病》篇）。②腹满不减，减不足言，当下之，宜大承气汤（《伤寒论》255条）。③腹满时减或伴有间歇性隐痛，多为虚寒证（《金匮要略·腹满寒疝宿食病》，《伤寒论》273条、279条）。④黄疸或虚劳病见腹满提示病情较重（《金匮要略·黄疸病》，《金匮要略·血痹虚劳病》）。⑤阳明病便闭腹满，应多考虑用攻下法（《伤寒论》241条）。⑥阳明病见腹满而哕应考虑病重（《伤寒论》232条）。⑦客观检查腹部不胀大，而自觉腹胀严重，往往是严重的血瘀气滞证

(《金匮要略·瘀血病》)。⑧腹满提示腹水(《金匮要略·水气病》)。

由此可见，腹满可分为虚实两大类，虚者以脾胃虚寒证为多，特点是按之不痛或时有隐痛或伴有哕；实者以邪实为主，病邪有热邪、寒邪、湿邪、宿食、水饮、瘀血等等。虚实夹杂者，往往提示病情较重。

二、胸胁苦满

病变脏腑主要为肝胆。证属病邪侵犯肝胆或胸胁部位，气机不畅，但亦可由其他脏腑病变，如脾胃、肺等的病证影响肝胆或胸胁部位而产生胸胁苦满。病邪主要是热邪，如《伤寒论》中小柴胡汤证所见；但亦可是寒邪，如《金匮要略》中附子粳米汤证见胸胁逆满；或由饮邪所致，如《伤寒论》中柴胡桂枝干姜汤证见胸胁满微结，《金匮要略》中苓桂术甘汤证见胸胁支满。至于《金匮要略·水气病》篇第21条中的"胸胁苦痛"，当属剧烈咳喘而引起的。

三、心下痞硬

病变脏腑主要是脾胃。从仲景所述病证和用药看，病变性质有虚有实，或虚实夹杂。病邪有寒有热或寒热交错，亦可夹有湿邪、痰饮、食积或气机逆乱等。如《伤寒论》163条桂枝人参汤证见心下痞硬，属脾胃虚寒；165条大柴胡汤证的心中痞硬，其性质与心下痞硬相同，部位可能高些，紧靠剑突，证属实热；157条生姜泻心汤证和158条甘草泻心汤证均见心下痞硬，证属中焦寒热交错，虚实夹杂。161条旋覆代赭汤证见心下痞硬，乃由脾胃气虚、气机上逆所致。

四、腹痛

从仲景书中所论腹痛内容看，其病机有寒热虚实之分，主要有以下几个方面：①实热结聚肠胃，如《伤寒论》第239条"绕脐痛"，第241条"腹满痛"均是有"燥屎"，治疗宜大承气汤。原文讲到腹痛属实热的还有用大陷胸汤(《伤寒论》137条)、大柴胡汤(《金匮要略·腹满寒疝宿食病》)。②寒实之邪结聚肠胃，如《金匮要略·腹满寒疝宿食病》："腹中寒气，雷鸣切痛……附子粳米汤主之。""寒疝绕脐痛……大乌头煎主之。"③脾胃虚寒，如《伤寒论》第 100 条："腹中急痛……与小建中汤。"第 307 条桃花汤证、第 316 条真武汤证、第 317 条通脉四逆汤证，以及《金匮要略·腹满寒疝宿食病》中大建中汤证、《金匮要略·妇人产后病》当归生姜羊肉汤证等的腹痛均属脾胃虚寒。④内有瘀血，如《金匮要略·妇人产后病》下瘀血汤证，《金匮要略·妇人杂病》"腹中血气刺痛，红兰花酒主之"，还有当归芍药散证的腹痛。⑤气机阻滞，如《伤寒论》第 318 条四逆散证与《金匮要略·奔豚气病》奔豚汤证的腹痛。

五、少腹硬满与少腹急结

少腹部的腹候提示病变涉及的脏腑主要有大肠、膀胱、子宫及附件，病机以瘀血最多。14 处中有 10 条为瘀血，如《伤寒论》第 106 条桃核承气汤证、第 124 条抵当汤证、《金匮要略·妇人杂病》温经汤证和大黄甘遂汤证等。此外，实热、痰饮、停水、气滞寒凝、气血亏虚等均可出现少腹部腹候。如《伤寒论》137 条结胸证见少腹硬满而痛，治用大陷胸汤；《金匮要略》中淋证见小腹弦急，肠痈见少腹肿痞，治用大黄牡丹汤；虚劳见少腹拘急，治用八味肾气丸。

六、心下悸

从仲景论述的症状、病机及治疗等有关内容看，心下悸提示的病因病机主要有二：一是心阳受损，失于宣通，如《伤寒论》第 64 条，治用桂枝甘草汤，此种情况多以自觉症状为主。二是水饮内停，或水停于胃，或水停下焦，上凌于心。水停于胃者，除可见自觉症状外，叩诊可觉波动感，如《伤寒论》第 127 条、356 条均为水停于胃，治疗可用茯苓甘草汤。《金匮要略》痰饮咳嗽病与惊悸吐血下血胸满瘀血病篇中有水停于胃或膈间而见心下悸者，治疗可用小半夏加茯苓汤或半夏麻黄丸。证属水停下焦，上凌于心者，如《伤寒论》第 82 条，治用真武汤，《金匮要略·痰饮咳嗽病》篇谓"水在肾，心下悸"。

七、脐下悸

脐下悸提示的病机主要有二：一是气机逆乱，多见于奔豚病中冲气上逆，病人除有脐下悸外，还可伴有精神不安、心神不宁等症状，这在《伤寒论》和《金匮要略》中均有记述，治疗可用茯苓桂枝甘草大枣汤。二是水饮内停，尤其是水停下焦，如《金匮要略》痰饮咳嗽病篇症见"脐下悸，此为水也"，治用五苓散。

第六节　腹诊方法简述

一、腹诊前准备

腹诊诊察前令病人仰卧，两腿平伸，两手自然置于两旁，取平静放松的姿势。医者站于病人右侧。首先观察病人腹部，正常人腹部不凸不凹为"平腹"，腹部高于胸廓为"隆起"，腹部明显低于胸廓为"凹陷"。然后按以下次序作腹候诊察。

检查者在检查前应把手充分暖热，以平静的心情、谦和的态度来采集所见征候，这一点值得重视。还有重要的一点是，为了不使患者注意力过度集中于自己的腹部，减少恐惧不安感，可以一面与患者谈一些轻松的话题，给予安全感，一面轻柔地、仔细地进行检查。

二、触诊方式

（一）手掌诊

以手掌全面（主要是2～5指并齐时的掌面），由肋弓上向下轻轻擦过后，边向腹壁轻轻按压，并从上至下移动。第一遍按压右侧腹壁，第二遍左侧腹壁，第三遍正中腹壁。通过覆手压按法，以了解全腹壁的肌肉层的薄厚、紧张力、弹力及温度的高低，从而判断寒热虚实。

（二）三指诊

2～4三指并拢，用尖端第一关节附近掌面，在腹壁各部位稍狭小范围内按压，以探出腹证。

（三）指头诊

以拇指头探查胸胁苦满，食指头探查脐痛点，这是对狭小部位腹诊的应用。

三、测腹力

操作方法：医者将手掌手指伸平，整个手掌贴紧病人的腹部，逐步地呈"の"字形按压。边按压，边体会腹壁的张力。

诊断标准：腹力等级分为五级：软、偏软、中等、偏实、实。Ⅰ软：腹壁张力弱，感觉不到腹直肌的张力，整个腹壁按之松软。Ⅱ偏软：腹壁张力较弱，可感到正常腹直肌的有弹性的张力，腹直肌外缘腹壁的张力比腹直肌张力弱，此多见于男性；或者腹直肌张力较正常弱，腹直肌外缘腹壁的张力与弱的腹直肌张力相似，此多见于女性。Ⅲ中等：腹壁张力不强不弱，类似于一般正常腹直肌的有弹性的张力，腹直肌外缘腹壁的张力与腹直肌弹性相似或稍弱。Ⅳ偏实：腹壁张力较强，类似于腹直肌紧张的强度，腹直肌外缘腹壁的张力与之同。Ⅴ实：腹壁张力强，类似腹直肌高度紧张的强度，腹直肌外缘腹壁的张力亦强，甚则整个腹壁硬而缺少弹性。

临床意义：腹力软的以虚证为多，腹力偏软和中等的以实证为多，腹力偏实和实的以虚实夹杂证为多。

四、腹证举例

（一）诊胸胁苦满

胸胁指肋弓下缘这个部位。

操作方法：在乳头与脐的连线与肋弓下缘的交点的正下部位，用食、中、无名三指并拢沿胸廓壁向乳头方向推按，可向下压。并以此点为中心，向左右移位，用同法推按，并注意病人表情。

诊断标准：指头向内推按，阻力小或较小，且无疼痛，但可有轻微的不舒服。此为"胸胁苦满（－）"；指头向内推按，阻力较大，难以继续向内推按，此为有抵抗。如有抵抗，并有疼痛，或者抵抗不明显，但有疼痛或较重的不舒服感，为"胸胁苦满（＋）"；如有抵抗，指头一推按就疼痛，及疼痛重者，为"胸胁苦满（＋＋）"。

临床意义：80%～90%的胸胁苦满出现在右侧，在肝胆病证中最常出现。在肝胆湿热、肝气郁结、胆失疏泄证型中，胸胁苦满程度较强。在其他病证中，凡病变影响致肝气郁结、肝血瘀阻，虽可出现胸胁苦满，但其程度均较弱。

（二）诊心下痞硬

心下部位是指剑突下到中脘，左右不超过锁骨中线。

操作方法：用食指、中指和无名指三指并拢在心下部位先轻后重地按压，边按压边体会有无抵抗感，并注意病人表情。

诊断标准：按压无抵抗，也无压痛，为"心下痞硬（-）"；有抵抗、有压痛或抵抗不明显，但有压痛，为"心下痞硬（+）"；有抵抗，稍向下按压即痛，或抵抗不明显，但压痛严重，为"心下痞硬（++）"。

临床意义：心下痞硬的出现与脾胃病证有密切关系。在湿热中阻、气滞血瘀的病证中可出现较强的心下痞硬；肝气犯脾、肝气犯胃的证型中，还常伴有胸胁苦满。

（三）诊振水音

诊察部位同心下痞硬。

操作方法：用食指、中指、无名指屈曲呈叩击状，轻轻地叩击胃脘部（心下部位）腹壁，并俯耳细听。

诊断标准：叩击时闻及扑叽、扑叽振水声，为"振水音（+）"。注意：要在病人至少两小时内无进食或进水的情况下诊察得到，否则为假阳性。

临床意义：常与心下痞硬同时存在，与脾胃病证关系较大，尤其在脾胃虚弱、水湿停滞的证型中常易诊到。

（四）诊脐周和小腹部压痛点

脐周压痛点部位在脐上、脐下、脐左、脐右、脐左斜上、脐左斜下、脐右斜上、脐右斜下各距脐二横指处的部位。小腹部压痛点部位分左、中、右三处。左右两侧压痛点分别在脐与左或右髂前上棘的连线中点，并以此点为中心，上、下、左、右二横指左右处均可作为压痛放散部位。中间压痛点在耻骨联合上三横指左右处。

操作方法：在上述各压痛点，用中指由轻到重逐渐向下按压，同时注意手指有无抵抗感，并观察病人表情。

诊断标准：中指向下重度按压，病人觉痛，为痛（+）；中指向下中度按压，病人疼痛，指感有轻度抵抗，为痛（++）；中指向下轻压，病人即痛，指感有明显抵抗,为痛(+++)。

临床意义:与瘀血证有较大关系,此外与寒、热、湿邪结聚亦有关系。压痛点部位与病变部位有联系,则压痛程度往往与病情轻重成正比,且中心压痛点能提示病变部位。压痛点与病变部位无联系,则压痛程度一般较轻,且压痛点部位无明显规律。

(五)诊脐下不仁

脐下部位指脐下至耻骨联合上缘。

操作方法:以脐为界,用手掌按压脐上脐下腹部,边按压边比较脐上脐下腹部的腹力。或用铅笔或羽毛杆轻划上下腹部的皮肤,边划边注意病人的表情。

诊断标准:下腹部腹力软且低于上腹部,或者下腹部感觉差于上腹部,为"脐下不仁(+)"。

临床意义:脐下不仁多出现于腹力软的病人中。脐下不仁提示虚证,尤其是肾虚。

(六)诊脐上悸和脐下悸

脐上动悸点在脐上1~2横指处,脐下动悸点在脐下1~2横指处。

操作方法:在上述部位用中指向下由轻到重地按压,注意有无搏动应指。

诊断标准:中指重按才感到搏动应指,且搏动力弱为"脐上悸或脐下悸(+)";中指轻按即感搏动应指,且搏动力较强,为"脐上悸或脐下悸(++)"。

临床意义:与心脾病证关系较大,证属心神不宁及脾胃虚弱、水饮停留为多。临床上以脐上悸为多见,其次是脐上悸与脐下悸同时存在,单有脐下悸者较少。

第七节 腹诊临床意义

一、分析病因病机

如《伤寒论》第241条:"大下后,六七日不大便,烦不解,腹满痛者,此有燥屎也，所以然者，本有宿食故也。"《金匮要略·水气病》："气分，心下坚，大如盘，边如旋杯，水饮所作……"《金匮要略·妇人产后病》："产后七八日，无太阳证，少腹坚痛，此恶露不尽……。"在审证求因中腹诊起了重要的作用。又如《金匮要略·腹满寒疝宿食病》："病者腹满，按之不痛为虚，痛者为实，可下之。"又云："腹满时减，复如故，此为寒，当与温药。"《伤寒论》第255条："腹满不减，减不足言，当下之，宜大承气汤。"同为腹满，但腹证表现不同，按之痛或不痛，腹满减或不减，病机截然不同，有寒热虚实之分。

二、辨病辨证

仲景运用腹诊来辨病、辨证，并与类似病证作鉴别。如《金匮要略·妇人妊娠病》："妇人宿有癥病，经断未及三月，而得漏下不止，胎动在脐上者，为癥痼害。"妇人受孕后，胞宫逐月而长，停经未满三月，就觉有胎动，其部位且在脐上，这与停经月份不符，故知并非真正胎动，而是癥瘕积聚之证。《金匮要略·五藏风寒积聚病》："积者，藏病也，终不移；聚者，府病也，发作有时，展转痛移。"又如《金匮要略·水气病》："肾水者，其腹大，脐肿腰痛。"《金匮要略·疮痈肠痈浸淫病》："肠痈者，少腹肿痞，按之即痛，如淋。"《伤寒论》第149条："若心下满而硬痛者，此为结胸也。……但满而不痛者，此为痞。"

三、判断预后

仲景用腹证以判断预后，辨病证之轻重，辨疑证、难证、死证，辨传变。如《金匮要略·黄疸病》："膀胱急，少腹满，身尽黄，额上黑，足下热，因作黑疸。其腹胀如水状，大便必黑，时溏，此女劳之病，非水也。腹满者难治。"《伤寒论》："病胁下素有痞，连在脐傍，痛引少腹，入阴筋者，此名脏结，死。"（第167条）"发汗后，其人脐下悸者，欲作奔豚。"（第65条）"伤寒四五日，腹中痛，若转气下趋少腹者，此欲自利也。"（第385条）

四、指导治疗

仲景运用腹证来确立治则，指导遣方用药，如《金匮要略·呕吐哕下利病》："下利三部脉皆平，按之心下坚者，急下之……"《伤寒论》第 106 条云："太阳病不解，热结膀胱……外解已，但少腹急结者，乃可攻之，宜桃核承气汤。"第 100 条云："伤寒，阳脉涩，阴脉弦，法当腹中急痛，先与小建中汤，不差者，小柴胡汤主之"。第 365 条："伤寒厥而心下悸，宜先治水，当服茯苓甘草汤。"第 322 条："少阴病，六七日，腹胀，不大便者，急下之，宜大承气汤。"并以腹证来作为治疗的宜忌，如《伤寒论》第 205 条云："阳明病，心下硬满者，不可攻之。"从这些例子中可见仲景根据腹候来决定治疗采取或先里后表，或先表后里，或先本后标，或先急后缓，或提出治疗禁忌。

第八节　典型病例

水肿案

秦某某，男，45 岁，初诊时间：2018-11-13。

主诉：双下肢水肿 20 天。

刻下症：双下肢水肿，腹部胀满，胃脘阻塞感，夜寐欠安，纳差，大便偏溏，小便调。

既往史："高血压病" 5 年。

面诊：额头横纹，目胞浮肿，睑如卧蚕。

舌诊：舌体胖大，舌质淡，苔白，舌边有齿痕，舌尖钝，有瘀斑（见彩插图 3-2）。

脉诊：脉濡滑，右尺脉濡。

腹诊：胸下痞硬，按之濡，腹胀满。

见微辨析：根据腹诊（参照《金匮要略·腹满寒疝宿食病》《伤寒论》第 273 条，考虑太阴病），面诊目胞浮肿、睑如卧蚕，舌体胖大，舌质淡，苔白，舌边有齿痕，脉濡滑，考虑脾肾阳虚，水湿内停；舌尖钝，有瘀斑，代表心阳不足，气虚血瘀；额头横纹，考虑肝血亏虚；右尺脉濡，考虑蛋白尿。

第四章 手 诊

第一节 《内经》《难经》与手诊有关的论述

一、《内经》记载

（一）《黄帝内经·素问》

《素问·阴阳应象大论》："天不足西北，故西北方阴也，而人右耳目不如左明也。地不满东南，故东南方阳也，而人左手足不如右强也。""东方阳也，阳者其精并于上，并于上则上明而下虚，故使耳目聪明而手足不便也。西方阴也，阴者其精并于下，并于下则下盛而上虚，虚其耳目不聪明而手足便也。"

《素问·阴阳别论》："三阳在头，三阴在手，所谓一也。别于阳者，知病忌时；别于阴者，知死生之期。谨熟阴阳，无与众谋。"

《素问·五脏生成》："故人卧，血归于肝，肝受血而能视，足受血而能步，掌受血而能握，指受血而能摄。""咳嗽上气，厥在胸中，过在手阳明、太阴。心烦头痛，病在膈中，过在手巨阳、少阴。"

《素问·脉要精微论》："诸浮不躁者皆在阳，则为热，其有躁者在手。诸细而沉者皆在阴，则为骨痛，其有静者在足。"

《素问·通评虚实论》帝曰：脉实满，手足寒，头热，何如？岐伯曰：春秋则生，冬夏则死。脉浮而涩，涩而身有热者死。帝曰：其形尽满何如？岐伯曰：其形尽满者，脉急大坚，尺涩而不应也。如是者，故从则生，逆则死。帝曰：何谓从则生，逆则死？岐伯曰：所谓从者，手足温也；所谓逆者，手足寒也。帝曰：乳子而病热，脉悬小者何如？岐伯曰：手足温则生，寒则死。

《素问·太阴阳明论》："故阳受风气，阴受湿气。故阴气从足上行至头，而下行循臂至指端；阳气从手上行至头，而下行至足。故曰阳病者上行极而下，阴病者下行极而上。故伤于风者，上先受之；伤于湿者，下先受之。"

《素问·刺热》："肝热病者，小便先黄，腹痛多卧身热，热争则狂言及惊，胁满痛，手足躁，不得安卧。""热病先胸胁痛，手足躁，刺足少阳，补足太阴，病甚者为五十九刺。"

《素问·评热病论》："至必少气时热，时热从胸背上至头，汗出，手热，口干苦渴，小便黄，目下肿，腹中鸣，身重难以行，月事不来，烦而不能食，不能正偃，正偃则咳，病名曰风水，论在《刺法》中。"

《素问·疟论》："故邪中于头项者，气至头项而病。……中于手足者，气至手足而病。卫气之所在，与邪气相合，则病作。故风无常府，卫气之所发，必开其腠理，邪气之所合，则其府也。"

"先热而后寒者何也？……此先伤于风而后伤于寒，故先热而后寒也，亦以时作，名曰温疟。其但热而不寒者，阴气先绝，阳气独发，则少气烦冤，手足热而欲呕，名曰瘅疟。"

《素问·厥论》："气因于中，阳气衰，不能渗营其经络，阳气日损，阴气独在，故手足为之寒也。""夫酒气盛而慓悍，肾气有衰，阳气独盛，故手足为之热也。""三阴俱逆，不得前后，使人手足寒，三日死。"

《素问·本病论》："民病温疫早发，咽嗌乃干，四肢满，肢节皆痛；久而化郁，即大风摧拉，折陨鸣紊。民病卒中偏痹，手足不仁。""久而化郁，即白埃翳雾，清生杀气，民病胁满，悲伤，寒鼽嚏，嗌干，手坼皮肤燥。""民病掉眩，手足直而不仁，两胁作痛，满目然。""太阴不迁正，即云雨失令，万物枯焦，当生不发。民病手足肢节肿满，大腹水肿，填臆不食，飧泄胁满，四肢不举。雨化欲令，热犹治之，温煦于气，亢而不泽。"

《素问·至真要大论》："太阳司天，寒淫所胜，则寒气反至，水且冰，血变于中，发为痈疡。民病厥心痛，呕血血泄鼽衄，善悲，时眩仆，运火炎烈，雨暴乃雹，胸腹满，手热肘挛，掖肿，心澹澹大动，胸胁胃脘不安，面赤目黄，善噫，嗌干，甚则色炲，渴而欲饮，病本于心。""少阳司天，客胜则丹胗外发，及为丹慄疮疡，呕逆喉痹，头痛嗌肿，耳聋血溢，内为瘛疭；主胜则胸满咳仰息，甚而有血，手热。"

（二）《黄帝内经·灵枢》

《灵枢·邪气藏府病形》："首面与身形也，属骨连筋，同血合于气耳。天寒则裂地凌冰，其卒寒，或手足懈惰，然而其面不衣，何也？""小肠病者，小腹痛，腰脊控睾而痛，时窘之后，当耳前热。若寒甚，若独肩上热甚，及手小指次指之间热……"

《灵枢·经脉》："是主肺所生病者，咳，上气喘渴，烦心胸满，臑臂内前廉痛厥，掌中热。""是主心所生病者，目黄胁痛，臑臂内后廉痛厥，掌中热痛。""是动则病手心热，臂肘挛急，腋肿，甚则胸胁支满，心中憺憺大动，面赤目黄，喜笑不休。"

"手太阴之别，名曰列缺，起于腕上分间，并太阴之经，直入掌中，散入于鱼际。其病实则手锐掌热，虚则欠，小便遗数，取之去腕半寸，别走阳明也。"

《灵枢·经别》："手太阳之正，指地，别于肩解，入腋走心，系小肠也。手少阴之正，别入于渊腋两筋之间，属于心，上走喉咙，出于面，合目内眦，此为四合也。"

"手少阳之正，指天，别于巅，入缺盆，下走三焦，散于胸中也。手心主之正，别下渊腋三寸，入胸中，别属三焦，出循喉咙，出耳后，合少阳完骨之下，此为五合也。"

"手阳明之正，从手循膺乳，别于肩髃，入柱骨，下走大肠，属于肺，上循喉咙，出缺盆，合于阳明也。手太阴之正，别入渊腋少阴之前，入走肺，散之太阳，上出缺盆，循喉咙，复合阳明，此六合也。"

二、《难经》记载

《难经·十六难》：脉有三部九候，有阴阳，有轻重，有六十首，一脉变为四时，离圣久远，各自是其法，何以别之？然，是其病，有内外证。其病为之奈何？然，假令得肝脉，其外证：善洁，面青，善怒；其内证：脐左有动气，按之牢若痛；其病：四肢满，闭癃，溲便难，转筋。有是者肝也，无是者非也。假令得心脉，其外证：面赤，口干，喜笑；其内证：脐上有动气，按之牢若痛。其病：烦心、心痛，掌中热而晼。有是者心也，无是者非也。

《难经·十七难》：病若谵言妄语，身当有热，脉当洪大，而反手足厥逆，脉沉细而微者，死也。

《难经·六十难》：头心之病，有厥痛，有真痛，何谓也？然，手三阳之脉受风寒，伏留而不去者，则名厥头痛；入连在脑者，名真头痛。其五藏气相干，名厥心痛；其痛甚，但在心，手足青者，即名真心痛。其真心痛者，旦发夕死，夕发旦死。

第二节 什么是手诊

手诊是通过手形、指形、指纹、手纹、手色、指甲形色、手部血管、手腕、手诊九区形色的观察，全面搜集诊断资料，以中医理论为指导，以全息医学为基础，结合中医辨证与西医辨病，动态而直观地揭示人体健康疾病的发展趋势，以了解人体健康或疾病状况的一种特殊诊断方法。

人类认识自然，80%以上信息由视觉获得，无论西医的"视、触、叩、听"，还是中医的"望、闻、问、切"，其"视""望"均排第一位，而《内经》中诸多篇幅详细记述了色诊，因此现在所指的手诊，主要是指对手部的望诊、触诊，这种方法中西方都有。

第三节 手诊的历史

几千年来，中华民族在同疾病作斗争的过程中，经过历代医学家的不断实践、充实和发展，积累了丰富的诊断疾病经验，手诊也是其中一分支。

原始社会的人类在无可奈何的自然条件下，他们用手象征性地做出各种动作，来祈求和保佑自身和人类的生命安全。通过对手的不同的运动变化规律和大自然物质的亲密接触，产生了原始的手文化，比如原始的舞蹈、手语、手势。在此过程中，人类逐渐积累了对手的理解与认识，这或许是最原始的、人类最为本能的、最为人文的、最为基础的手诊了。而易经八卦在手掌的划分，以及天地人三才在主线上的配合，都开始与中医理论紧密联系，比如：巽区属木，阴阳属性中属阳，脏腑相应属肝胆，天纹（感情线）主气，人纹（智慧线）主神，地纹（生命线）主精，在手掌中能得到完美的体现。《黄帝内经》《难经》中有详细的关于手诊的记载，主要论述了如何望色诊病（见前章）。《汉书·艺文志》方伎类中有"医、卜、星、相"的记载，当时所相的是以面相为主，而手相为辅的。唐王超《仙人水镜图诀》提出小儿指纹脉络诊法。元朱丹溪《丹溪心法》"欲知其内者，当以观乎外；诊于外者，斯以知其内。盖有诸内者，必形诸外"的论述，对望诊提出了理论依据，与现代的黑箱理论基本相符合。明杨继洲《针灸大成》提出"阳掌图，阴掌图"小儿推拿手图。清代的一些医学家积极探索研究望诊、手诊，去伪存真，先后编著了《清太医手诊谱》《行色外诊简摩》《四诊抉微》《望诊遵经》等，汇集历代手诊之法。清代《小儿推拿广义》详细记述了通过手掌诊病的方法。手诊正式应用于医学诊断，是近30年的研究与发展。近年来随着医学科技的发展，特别是修瑞娟教授微循环理论与张颖清教授全息生物学理论的产生，进一步证实手诊医学的科学性，使望手诊病得以迅速发展，迈入一个新的阶段。

手诊不仅在中国，在世界上也有悠久的历史。古希腊哲学家亚里士多德著有《亚里士多德手相术》，该书对后世产生了极其深远的影响。17世纪的克鲁医生开始关注指纹研究；1823年有关指纹纹路的论文发表，不久，指纹成为侦探领域的重要手段。20世纪70年代，美国学者的著作《皮肤纹理学与疾病》详细记述了掌纹与疾病的关系。

第四节　五脏六腑手掌分区

一、九宫八卦划分法

九宫八卦划分法（见彩插　图4-1）是目前手诊中最常用的划分法，它既继承和发展了古代手掌八卦分区法，又和九宫划分法结合，其中九宫指：乾宫、坎宫、艮宫、震宫、中宫、巽宫、离宫、坤宫、兑宫，八卦是《易经》

的八个基本符号，即乾、坤、震、巽、艮、兑、坎、离八卦。早期的易经八卦在手掌区位的划分以及天地人三才在主线上的配合（见彩插 图4-2），与中医理论有紧密的联系，比如：离区属火，为心之所主，天纹（感情线）主气，人纹（智慧线）主神，地纹（生命线）主精，且精气神均是构成人体生命的重要元素，故可以通过手上的区位划分和掌纹，反映人体气血阴阳变化和脏腑的生理病理状态，从而诊断疾病。

九宫八卦划分法在手掌部的对应关系在临床中将人的手部分为九个部位：以中指根部代表离卦，以手掌根部代表坎卦，以大拇指侧代表震卦，以小指侧手掌代表兑卦，离与震之间，食指靠下一点为巽位；离与兑之间，小指下方为坤位；乾在手掌外侧边缘的手托处，兑坎之间；艮位在拇指下方的手掌边缘处，震坎之间；手掌中央即掌心部分名为明堂（或中宫）。巽位属阳木，主肝胆，正常时稍隆起，颜色红润有弹性，代表肝胆、咽喉、睡眠功能；离位属火，主心，正常时稍隆起，无乱纹且色红润，代表心脏、血液循环及视力状况；坤位属土，正常为红润，稍隆突，有弹性，与震、坎位相结合后，主小腹器官，代表泌尿、生殖系统疾病；兑位属金，主肺与大肠，正常应光泽、隆起、纹理清、色泽红润，代表呼吸系统疾病；乾位亦属金，主肺，正常应饱满无杂纹，红润有弹性；坎位属水，主肾（肾阴及阳），正常应稍隆起，有弹性且红润，代表泌尿、生殖功能；艮位属土，主脾胃，正常应有弹性、指压后迅速恢复，无静脉浮，代表脾胃功能；震位属木，亦主肝，正常时应红润饱满有弹性，代表消化系统及植物神经功能，明堂反映心血管系统功能之强弱，宜凹、色正。

二、手部全息定位

1973年张颖清先生发现了第二掌骨侧全息穴位群，根据第二掌骨侧穴位群分布的规律，又在人体上发现了许多全息元，如人体长骨全息律、第五掌骨侧全息律、人体赤白肉际全息律等。根据生物全息理论，生物体的任何一部分，都记载了生物整体的信息，手是人体中重要的器官之一，自然包含着人体全部的生物信息。人体的各脏腑器官、四肢孔窍在手部均有其对应的部位。脏腑组织器官的任何病理变化，在对应的部位也会发生相应的改变。过去的病变会留下痕迹，现在的病变会有明显的反应，潜伏的病变也会有先兆出现。以中医理论分析研究手指掌各部位的信息特征，可以查过去、诊现在、知未来。人体手部皮肤的结构特点为含有丰富的血管和神经末梢，手掌表皮厚而致密，因缺少色素，有较好的透明性，且无汗毛干扰，可以观察到皮下气血的盈虚盛衰、异常形色的疏密浮沉。掌握了各种病变在手部反映的气色形态规律，就可以判断人体组织器官的健康状况。

（一）手掌部生物全息定位（见彩插 图4-3）

头——中指靠手掌的指节至中指根与手掌交界的手纹周围。

鼻——在中指根纹中点的略下方。

眼——头区下，鼻区左右为左右眼，左眼在头区下，向左不超过中指与食指的交缝。右眼在头区下，向右不超过中指与无名指的交缝。

口——在鼻区下，竖直平分线与"天纹"交点周围，反映牙齿、口腔、舌、咽部等疾患。

左右面颊——眼以下，鼻两侧，口区以上是左右面颊。

食道——口区以下，天纹与人纹之间沿竖直平分线为食道区的正中。其下端与胃区交界的部位为贲门。

胃——胃区在中指根纹到掌根部横纹，竖直平分线的中点及其周围。反映胃、十二指肠等疾患。

肾——胃区中点到掌根部横纹的竖直平分线的中点，此点左右为左右肾区。反映肾及肾上腺等疾患。

膀胱——中指向下的竖直平分线上，肾区水平线的下方为膀胱区的中点。反映膀胱、尿道等泌尿系统疾患。

生殖——肾区中点到掌根纹的竖直平分线的中点即生殖区的中点。反映男性的前列腺，女性的子宫、阴道、输卵管、卵巢等妇科疾患。

气管——气管区为小指与无名指缝之间竖直向下到天纹线的中线，反映气管、肺门的疾患。

左胸（肺）——气管左侧反映左胸、左侧支气管、左肺、左胸膜、左胁肋、妇女的左侧乳腺，甚至左背部的疾患。

右胸（肺）——气管右侧反映右胸、右侧支气管、右肺、右胸膜、右胁肋、右背、妇女右侧乳腺的疾患。

腰——气管竖直平分线向下至天纹的交点为腰部。交点左侧为左侧腰区，右侧为右侧腰区，反映腰部的疾患。

肝——食指与中指缝竖直向下，与人纹、地纹相交的三角区为肝区，反映肝脏的疾患。

脾——脾区在腰区下天纹与人纹之间的区域，反映脾脏的疾患。

胆——胆的手诊区有两点。肝区下端向右划与手腕横纹的平行线与人纹相交，交点上方是胆区。胆区的位置比脾区的位置低一点。另一手诊区为人纹中点上方，肝区下缘处。

上、中、下腹部——人纹线切线的延长线与气管区向下的延长线的交点是上腹区的中点。由此点向掌根纹方向做小鱼际的平分线，从上腹中点向掌根做小鱼际平分线的 3 等分线，定出上中下 3 腹区的中心点。腹部的疾患，如胰腺、腹膜、结肠、小肠、阑尾的疾患在此反映。

心脏——大拇指下的大鱼际处上部为心区。靠近拇指根部的左半边为左心区，反映左心室、左心房的疾患。其右半边为右心区，反映右心室、右心房的疾患。右心区比左心区部位大。手掌大鱼际上端，大拇指根部与人纹上端之间平行线以上的三角区域内为胸痛、胸闷、心慌、心烦的手诊区。心脏传导系统手诊区在手掌大鱼际处的左侧，冠状动脉手诊区在大拇指根部的中心区域。

风湿——大鱼际左侧的最下 1/3 区即是，反映风湿类疾患。

大肠——食指为大肠的手诊区。

小肠——小指为小肠的手诊区。

肛门——拇指指尖到指甲缝之间的整个曲面。

直肠——拇指指尖到拇指肚之间的整个曲面。

失眠、多梦——食指靠手掌的第三指节竖直平分 3 等份，右边 1/3 为失眠区。左侧 1/3 为多梦区，失眠多梦则相应区呈白色改变。

高血压——中指第三指节的左侧 1/3 区，高血压症此区呈白色或红色改变。

低血压——中指第三指节的右侧 1/3 区，低血压症此区呈片状白色改变。

晕——高血压、低血压一般都伴有头昏、头晕，故中指下第三指节的中间 1/3 为晕区。

疲劳困乏——食指与中指缝竖直向下与人纹相交的左侧四边形区，疲劳困乏此区呈花白色改变，如呈红色改变，反映肝火旺盛、心情急躁。

左肩臂——食指根纹中点到人纹画垂线，此垂线的左侧整个区域，反映左肩膀、左手臂的疾患。此区呈白色或有青色血管通过为肩臂痛。

右肩臂——小指根纹中点到天纹画垂线，此垂线的右侧整个区域，反映右肩膀、右手臂的疾患。

（二）手背部生物全息定位（见彩插 图 4-4）

后头（枕骨）——拇指背侧一、二节交接处，反映后头部的病变。

脊椎——手背与中指根相连接的掌骨肌腱处，此肌腱光顺平直为正常，弯曲凹凸提示相对应部位脊椎的病变。

颈椎——中指与手背相接的关节凸起处，反映颈椎、左右肩的疾患。

胸椎——脊椎上 3/5 部分，反映胸椎的疾患。

腰椎——脊椎下 2/5 部分，反映腰、腰肌及腰骶椎的疾患。

手掌部全息定位诊病方法，男性以观察左手为主，参考右手；女性以观察右手为主，参考左手。首先看手部整体的气、色、形态，手掌荣润光泽为有气；晦暗枯槁为无气。若手掌荣润光泽，提示身体精气神旺盛，气血未衰，病变较轻，其病易治。若手掌晦暗枯槁，提示病变较重，精气已伤，预后欠佳。再观察各全息位点的气色形态，参照气色形态的含义，分析判断各脏腑器官的病位和病性。如胃区出现疏散的白点，无明显的凹凸改变，提示为虚证、炎症，无形态改变提示病程短、病位浅，诊断为慢性浅表性胃炎；胃区出现暗青、暗黄色或暗紫色，且皮肤干枯或凹陷，其色提示为虚、为瘀、为久病，其形态提示脏器萎缩，诊断为慢性萎缩性胃炎；胃区出现黄色凸起，似老茧新起，且皮肤纹理较粗乱为慢性胃炎。

第五节　手部经络与疾病

经络是内部脏腑和外部体表相联贯的通路，就能把外来的病邪从表传向里去，把内脏的病变从里反映到体表上来，并在所属经络循行的部位上出现症状。手三阳经（手阳明大肠经、手少阳三焦经、手太阳小肠经）是从手指沿上肢的阳面走向头部；手三阴经（手太阴肺经、手厥阴心包经、手少阴心经）是从胸部沿上肢的阴面走向手指。（见彩插　图 4-5）这六经和内脏息息相关，内脏的变化通过六经的经络可准确地反映到手上来，这就是验手可诊病的道理。

中医认为，手足是四肢的末端，称为"四末"。它是阴阳之气会合的部位，是经络的起止点。有四肢为"根"为"本"之说。刺激这些部位的穴位，易于激发人体经气，促使气血环流不息，有利于疏通经络，营养全身，以达到散结化瘀，使体内多余物质或凝聚在体内的毒素化解，随汗液或大小便排出体外；使病气通过呼吸或矢气摒出；并循经络感传，调动和激发人体免疫功能，使体内脏腑功能活性化而达到祛病养生的效果。

一、肺经（大拇指正面）

肺经主人体的营气和呼吸系统，调理肺经可改善咽喉不适，气短，并且达到清除肺部垃圾的作用，经常调理疏通肺经可保证肺部的正常工作，有效预防肺部疾病。

肺经不通：怕风、易汗、咽干、咳嗽；过敏性鼻炎，皮肤干燥，容易过敏；动则气短、胸闷，面色无华。

二、大肠经（大拇指背面）

大肠经能促进大肠的蠕动，调理大肠经能将人体大肠内的宿便排除，并且改善便秘，使人体的多余"垃圾"得到有效的清理和排出。

大肠经不通：牙痛、头痛、口干、皮肤过敏；青筋斑点多见于肠胃功能减弱；肩周痛等。

三、心包经（中指正面）

心包经是代心受过的"大臣"，所有心脏的病症和问题都可以通过心包经的调理来改善和治疗，并且经常疏通心包经可有效预防心脑血管疾病和心肌梗塞，特别是有心悸和家族有心脏病的人需要长期的调理。

心包经不通：失眠、多梦、易醒、难入睡；心烦健忘、胸闷；神经衰弱。

四、三焦经（中指背面）

三焦是人体水液的通道，它主人体内分泌系统和淋巴系统，调理三焦经可以改善面色，加速淋巴代谢，并且有调节内分泌的作用。

三焦经不通：偏头痛、头晕、耳鸣、上热下寒；手足怕冷、倦怠易怒；皮肤容易过敏；肌肉关节酸痛无力，食欲不振。

五、心经（小拇指正面）

心经主神志，调理心经能缓解压力，改善失眠、多梦等睡眠质量的问题。

心经不通：心烦、心悸、胸闷、心痛；短气、呼气有压力感，忧郁易怒；口腔溃疡。

六、小肠经（小拇指背面）

小肠经堵塞会影响人体精微物质的吸收，人体会变得抵抗力下降，体质变弱等症状，当这条经络通畅时，您的身体慢慢会变强壮，并且可以调理慢性肠炎、疝气等问题。

小肠经不通：小腹绕脐而痛，胸闷、心痛；容易腹泻，手脚寒凉；吸收不良、虚肥；肩周炎。

第六节 手感知疾病

手感冷：主脾肾阳虚，体弱怕凉，消化吸收能力差。

手感热：主肾阴虚，烦躁，上火，失眠多梦，紧张。

手感湿：主肺脾两虚，容易疲倦乏力，手掌多汗者，多是脾胃积热，心火盛，心理压力大，精神紧张。

手感干：主脾肺两虚，皮肤干燥，容易感冒。

手感粘：主内分泌失调，特别是糖尿病人身上多见。

第七节　掌色辨疾病

色是指通过对各手诊部位的颜色及其变化来判断身体健康状况的一种方法。望色诊病以中医阴阳五行学说为基础，是五脏配五色理论的具体运用。虽然手部色泽由于遗传、职业、性别、年龄、民族的不同，以及气候、季节的变化，会有所差异，但仍有一定的共性。色泽以润为本，润是气色匀调、光华明亮。我国正常人的手掌呈淡红色或粉红色，明润光泽。如明润含蓄，脏腑虽病，胃气未伤，预后多良；若晦暗暴露，胃气大伤，脏腑病变严重，预后多凶。人体由于劳动、饮酒或七情过激的影响，会出现某些色泽变化，一般不应视为病色。

五色主病有两种含义，首先是代表不同脏腑的病变。《灵枢·五色》篇提出"以五色命五藏，青为肝，赤为心，白为肺，黄为脾，黑为肾"。其次是五色代表不同性质的病症，"青黑为痛，黄赤为热，白为寒"。

一、白　色

白色主虚、主寒、主失血症、炎症、贫血和疼痛。白为气色不荣之候，凡阳气虚衰、气血运行无力，或耗气失血致使气色不足，脏腑的相应手诊区则呈白色。如肾区呈白白的一片，是肾气虚；脾胃区有白白的一片是脾胃虚；白而虚浮者多属阳气不足；淡白而消瘦者多为营血亏虚；红白相间者多为炎症；整个手掌（包括指甲）呈白色是贫血和失血的象征。

二、黄　色

黄色主虚、主湿、主久病。黄为脾虚湿蕴之征象，也常提示肝胆病，或慢性病。各脏器的慢性疾病一般在相应的手诊区内会出现黄色斑点，或茧样的结节。肝胆病所致阻塞性黄疸，面、目、身俱黄，在手指上也普遍呈黄色。黄而鲜明，如橘子色者，为阳黄，多属湿热；黄而晦暗如烟熏者，为阴黄，多属寒湿。咽喉区呈黄色说明咽炎病程较长，在胃区发黄且粗糙者说明胃病病程长，如果皮肤再有凸起的话，则提示胃黏膜增厚。

三、赤色

赤为血色，主热证。热盛而脉络充盈，则呈红赤。望诊中要注意下列不同的红色：

浅红色——说明脏器功能减弱，可见于病的初期阶段，或久病将愈及低热等。

深红色——常提示存在较重的炎症，气管区呈深红色斑点是气管炎症、肺热。在咽喉区如有红夹白的点片状，提示咽部已有化脓性病变。

鲜红色——除手上朱砂痣外，一般都是以点的形式出现。常提示相应器官出血，或正在出血。

暗红色——提示病程较长，或表明是过去的疾患或身体的伤口部位已经愈合。

棕红色——表示病将愈或康复不久，或手术伤口已愈合。

紫红色——表明血液瘀滞，循环不好，或出血后开始凝结。

四、青色

青色主寒、主痛、主瘀血、主惊风。青为寒凝气滞、经脉瘀阻的气色，气滞血瘀或疼痛，都可在手指掌的相应部位出现青色，甚至是青紫色。手指、手掌颜色发青多见于脾胃虚寒。青紫色表示血液瘀滞得较严重，如脑供血不足，哪边的脑供血不足，相对的脑血管区就会出现青紫色。手心到处可见青紫色的血管，表示血脂异常，也表示血液中酸性较高，血液中的含氧量降低，血液较容易凝结，易出现脑血栓。心脏传导系统不良，可致使手掌发青，手掌上呈现晦暗的青紫色，提示血脂高，体内代谢产物排出不畅，瘀积在体内，因此常感到疲劳。青绿色表示血液黏稠度大、酸性较高或血管壁弹性减弱，甚至硬化。

五、黑色

黑色主肾虚、瘀血。黑为肾阳虚衰、阴寒水盛的病色。黑色斑点除手背上老年斑外，在指掌面上出现，提示相应脏器有比较长期的慢性病或重症。

第八节　掌纹观疾病

手掌上出现异常纹，一般具有临床意义。不同民族、不同地方、不同国家、不同人种的生存状况、遗传基因不同，人的体质、抗病能力、病程长短、病程中各种因素的变化也不同，反映到手掌上的异常纹必定是各种各样的。常见异常纹主要有以下八种（见彩插　图4-6）：

一、米字纹

由三四条短纹组成米字纹或米字状变形。"米"字纹表明其脏器存在气滞血瘀现象，出现在胆区，预示着胆结石，出现在心区，预示将发生心绞痛，并表明病程长，病较重。

二、十字纹

由两条短线或一长一短组合而成。正十字纹的含义比斜十字纹的含意大。十字纹表明某个脏器功能失调，某部位发生炎症。较之米字纹，十字纹预示病情较轻，且处于疾病早期，或提示病情好转，疾病将愈。

三、三角纹

由二条或三条短线与主线相交而成。三角纹表明存在冠心病隐患，它说明的病情比米字纹轻，比十字纹重，有向米字纹发展的趋势。

四、岛形纹

纹线如岛，其范围可大可小，可独立，可连续，可相套，应当细心辨别。岛形纹一般提示肿瘤或炎性肿块的存在，岛形纹越小越有意义，过大的岛形纹则只预示所在区域代表的脏器虚弱。

五、环行纹

掌纹如环，其环心中多另有杂纹，需从总体观看才能发现，属于少见纹种。环形纹与外伤有关，受到较重外伤一般可在掌上保留下环形纹。

掌纹诊病将"○"形状的异常纹，不论大小，均称环形纹。

六、井字纹

由四条短线组成的四角形，这种纹发展下去会变成米字纹或"井""米"字纹同存。"井"字纹一般与慢性炎症有关，它表明炎症时间长，但变化缓慢，不发生实质性的变化，如出现在胆区，提示有炎症，无结石。

七、方格纹

由四条短线组成长方形或正方形的纹理，方形纹为各种疤痕（手术、外伤等诸因所致）的掌纹表现。

八、星状纹

呈五角星状，这种纹少见。星状纹多提示缺血性脑血管意外病变，一般发生于五六十岁，出现偏瘫的比率极高。但预后情况较好，死亡率低。

有的人手上可能八种异常纹并存，也可能只有一两种，但真正在临床上多见的，是这八种纹的混合存在，互相交错，互相粘连，互相套合。如环形纹中有米字纹及井字纹；岛纹中有米字纹、十字状纹；方形纹中有十字纹等，观察时要仔细，分清主次。分清主次的方法是，取整体不取局部，取深不取浅，取大不取小，重在看消长趋势。因为，纹显而清晰者，病已形成，不易痊愈；深而细微者，病刚犯体，或病人尚无自觉症状。有些纹理由清晰变浅淡、近于消失表明旧疾对身体的损害正在消失，仅提示过去患过某些病。纹理不可不防。如在心脏区看到十字纹，周围有杂纹发生时，应想到十字纹将发展成米字纹，病人会向心绞痛发展，需向患者提出忠告，防患于未然。

第九节　掌形识疾病

手的形态、大小、软硬反应均与人的脏腑血流状况，功能运行状况有关。

一、细长型掌面

指的是掌面长度大于宽度的掌型，属内外相间的性格，多见于十八九岁的未成人和白领族，是善于思考型体质的一个特殊群体，易得失眠、健忘、神经衰弱类疾病。

二、方型掌面

指的是掌面长度和宽度基本相同或者不超过 1：0.8 的比例，这类人性格内向，经营能力强，35 岁以后易得心脑血管疾病。

三、横短型掌面

指的是掌面宽度大于长度，属外向性格，爱打抱不平，易得消化系统和肝胆疾病，掌面小指外缘突出者尤其明显。

手的大小应与身高成正比，手的胖瘦应与体重成正比，若不成比例则是体内出现症状的象征。

四、手 小

手小心脏就会相对小，常会有心悸的感觉。同时伴有血压偏低，血糖偏低，易患头痛，经常感受到疲乏，女性还会痛经或月经不调，手小的人应该加强体育锻炼。

五、手 大

手大是骨质疏松的表现，小孩子的手与身躯发育相比显得很大要抓紧补钙，手指节长得快，提示体内的钙出现分布失调，手大往往易患心血管疾病。

六、手 胖

手胖预示脂肪堆积，大鱼际挤压看会不会有深深的凹边区陷且迟迟不消失，心肌有缺血现象微循环就不好，若掌色发红，就要赶快查查血压，防止中风。肾病以及功能失调造成的浮肿也会导致手胖。

七、手 瘦

胃肠功能弱，性格弱，易患神经衰弱。

八、手　软

指骨骼软得可向掌背弯曲，不仅表明脾胃虚弱，同时还伴有胃肠神经衰弱，性格上优柔寡断，多思多虑，容易因心理暗示而引起情绪的变化，进而影响到消化系统功能。

九、手很硬

手硬指的是骨骼僵硬，分四种情况：①类风湿关节炎，发生晨僵和变形时易导致手硬。②肝病到了晚期，随着病情的加重，掌色越变越黄暗，手也会渐渐变硬，这时通过手的软硬就可以鉴别病情的轻重了。③肾病综合征的病人，因反复水肿的压迫，也会变得硬起来。④一般人没有原因的手硬。

第十节　手指察疾病

一、拇指与疾病【反映冠状动脉硬化的前兆】

拇指与先天脑发育有关，可体现意志力，一般以长而健壮为佳。

1. 拇指肿胀如鼓槌状，多易患先天性心脏病或支气管扩张等胸部疾病。
2. 拇指节较短，过于坚硬不易弯曲，大多见于高血压、头痛；心脏病及中风患者。
3. 拇指过于薄弱再有弯曲现象，易出现神经衰弱、头痛、失眠、纳差等症状。
4. 拇指第二节散乱多纹，指节纹散乱不清，易患头部疾病。
5. 拇指第一节较短过于坚硬，不易弯曲易患中风、头痛及心脏疾病。心理学家发现：拇指过于粗壮则脾气暴躁，拇指过于薄弱则柔弱胆小。

二、食指与疾病【反映肝症状】

般以指节柔软富于弹性、圆长健壮为佳，指节的长度以第一节最长，二三节依次递减。食指偏曲指间有漏缝苍白瘦弱，容易劳累，萎靡不振，提示肝脏机能较差，易患消化系统疾病。第一节两侧露有青筋，提示肝脏排毒不畅。第二节可提示肝脏表面变化，指肚部位可提示双目视力状况。

三、中指与疾病【反映心脏症状】

中指一般以圆长健壮为佳,指型直而不偏曲,大多心脏机能好,元气旺盛,精神饱满而少病。

1. 中指苍折细弱,提示心脏机能较差,造血功能欠佳。
2. 中指偏曲,指间漏缝提示循环系统功能较差,还会影响肠道功能。
3. 中指的三个指节不对称,第二节特别长,提示钙质吸收功能较差,易患骨骼、牙齿方面的疾病(中指突出的胆固醇高)。

四、无名指与疾病

无名指又称"药指",以圆秀为佳,指型直不曲,指节圆润有力,指节纹清爽为佳。无名指与人的整体健康状况有关,大多提示肾脏和生殖系统功能的强弱。

1. 无名指太长,易因生活不规律而影响身体健康。
2. 无名指太短,多提示元气太虚精神不振。
3. 无名指的第一节与性功能强弱有关,过于粗壮易内分泌失调,性功能亢进。
4. 无名指的第二节,与人的筋骨强弱有关,第二节过长,指节纹散布乱而苍白、瘦弱提示钙质代谢功能较差,骨骼和牙齿会较脆弱。
5. 无名指弯曲指节漏缝,提示泌尿系统功能较弱,同时又容易出现神经衰弱、头痛、失眠等症状。无名指第二节边缘出现褶纹,称"病约纹",表示肾脏曾经受到过多药物伤害或因换肤而引起的。

五、小指与疾病【主要反映性功能方面】

1. 小指以指关节长短相称、直而不偏曲为佳,与生育机能强弱有关,主要反映消化系统功能。
2. 小指短小,提示生育机能弱,肾气不足,易患头晕、耳鸣、腰酸腿痛等病,女性多为子宫小或月经不调,男性多为性功能较弱。
3. 小指苍白细小且瘦弱,易患肠道疾病,引起吸收不良或排便不畅。
4. 小指过度弯曲,女性多见卵巢功能差,易患不孕症,男性多见性功能障碍，易患阳痿、早泄等。

手指长于手掌胃功能较差，手掌长于手指，十二指肠功能差，男性无名指应长于食指，表示先天机能足，女性食指应长于无名指，长多少表示先天机能强多少，反之表示先天不足，男性两只手越是不对称的人，其体内精子活动能力就越低。

六、通过手指诊病还应该注意指甲的形态、颜色、凹凸情况。

1. 形状

大指甲：患呼吸系统疾病和心血管疾病。

小指甲：患消化系统疾病、不孕症。

长指甲：抗病能力差，易感冒、抑郁症。

窄指甲：心脏病、颈椎、腰椎病和骨质增生。

短指甲：体格健壮，性情暴躁，易患肝病和高血压及性功能低下。

短而方的指甲：没有半月弧患心脏病。

方指甲：长度比例基本相同，甲板上出现红斑红紫相间，提示心脏病已经发生。

三角指甲：易患脑中风。

贝壳指甲：易患结核病、肺肿瘤、脊髓病变。

2. 形态

凹指甲：患慢性消耗性疾病的征兆。

凸指甲：患肺部疾病、哮喘、结核。

纵嵴指甲：神经衰弱，免疫力差，支气管炎，上呼吸道重复感染。

横纹指甲：凸起的横纹是心肌梗塞前兆，肝疾病人严重缺 Va 也会出现横纹指甲。

指甲纵沟：深浅不匀形成沟状者：①内分泌疾患，如糖尿病；②类风湿关节炎，银屑病，免疫系统病；③肝病、贫血。

指甲凹陷且深：①心脏病（拇指上颜色发暗）；②严重营养不良；③麻疹；④伤寒、猩红热、尿糖或药物中毒。

汤匙指甲：①胃病；②贫血及维生素缺乏。

扁平指甲：消化不良，慢性胃炎。

指甲自裂：高血压、糖尿病。

3. 半月弧

指甲半月弧，应为指甲的 1/5~1/4，健康人的半月弧应弧度圆润、色泽红润；半月弧过大近 2/3，中风、高血压、冠心病的征兆；半月弧过小，提示有低血压，并且免疫力下降，神经质的征兆，脑老化，健忘。半月弧向拇指方向偏斜带青色，心脏二间瓣有偏移现象，半月弧向小指方向偏斜带青紫色，提示肝胆不合，血压偏低和胆囊有问题。

4. 白色斑点

指甲白色斑点，表示缺锌，缺铁及人体所需矿物质。

在指甲诊病时还应注意以下几个方面，全指甲凹陷，提示肝血不足；软指甲，甲板脆、软、半透明状，易纵裂破碎为营养不良，体虚慢性肠胃症状。常见的白色指甲有这样的几种情况：

①整个指甲呈现白色：血虚、气血不足、贫血、手术后病人、月经过多或吸收障碍；指甲白且软萎，压之光华暗淡，多见于肝血不荣，元气亏损及脾虚寒湿；指甲呈现蜡白色，出血病晚期，如上消化道出血、肝硬化致食道静脉曲张破裂、妇科子宫大出血；指甲苍白且指甲肉消瘦，手心寒凉，脾胃虚寒如慢性结肠炎、痢疾。

②点状白：缺钙、体内有寄生虫、习惯性便秘、神经质、体力透支者。

③线状白：肝硬化、心肌梗塞、铝砷中毒、肾炎、低蛋白症。

5. 颜色

指甲呈现红色。①深红紫色：心脏供血不好，若口唇青紫，心脏缺氧，脑血栓前兆；②鲜红：皮肤病；③前端红，甲根玻璃白色：慢性肾衰；④后端红带：胃炎，心脏瓣膜病变；⑤指甲呈现黑色：恶习性、消耗性疾病。

第十一节　观斑明疾病

脏腑相应的掌中经络及分区会出现异常变化，如六经循行部位出现斑丘疹、结痂、青筋暴露，掌中八卦分区出现斑丘疹、发红、发白、塌陷及破损等。

一、手部青筋

小孩有积滞一般都在鼻梁上出现青筋，但是3岁以后往往就不在鼻梁上出现，而是在手上出现青筋。所以成人体内的代谢物越多，手上青筋就越多。某部位出现青筋，表示相应脏腑组织有积滞。

（一）手背青筋

手背青筋（见彩插 图4-7）提示腰背部有积滞，容易导致腰肌劳损、疲劳乏力，常见腰酸背痛，甚至出现肌肉紧张、硬结节。

（二）手指青筋

小孩手指青筋（见彩插 图4-8），提示肠胃积滞消化不良。成人手指青筋，不但提示消化系统问题，且还反映了头部血管微循环障碍、脑血管供血不足、头部不适，严重则头晕、头痛、中风。

（三）手掌青筋

1. 大鱼际有青筋（见彩插 图4-9），往往提示腰腿痛和下肢风湿关节痛。

2. 腕横纹线有青筋（见彩插 图4-10），往往提示妇科疾病，如月经不调、带下等。

3. 内关有青筋，往往提示心脏方面疾病，如心肌劳损、心烦、心闷、心跳、失眠、多梦等。

4. 内关青筋（见彩插 图4-11）越靠近内关穴，则越早发生心脏方面的症状；内关青筋越凸起、扭曲、紫黑，则心脏疾病症状越严重。甚则预示着心脏将要发生大病。

5. 生命线附近有青筋（见彩插 图4-12），多见于肝胆功能代谢问题，容易引起口苦口干、烦躁、胸闷、肝病等。

二、黑斑——瘀血

黑斑包括老年斑、雀斑、黄褐斑等，多见于手背、脸上和身上。黑斑提示瘀血的积滞，黑斑越黑越瘀，容易发生心脑血管的疾病，多见于心脑血管疾病的老年人。

三、白斑——毒素

白斑形状大的如黄豆大小，小的如芝麻大小。多见于手背、身上，脸上很少见。白斑提示内脏毒素的积滞，容易发生肿瘤、癌症方面的疾病。白斑越白越毒，多见于肿瘤病人，白癜风则不属于这种白斑。

不论什么形态颜色的斑，根源都是体内不同废物积滞的外在表现，都是不好的斑。斑是后天形成的，不注意保养就会越来越多，越长越大，说明毒害越来越深。许多人总以为老了就有老年斑，实际上许多真正健康长寿者，注意保养的人身上都没有三斑。其实，斑在身上的出现并不在乎好看不好看，关键是斑提示了体内各种废物对人体的毒害程度，严重地威胁了人的健康，并提示了人死于疾病的三大杀手：心脑血管疾病、肿瘤和肝硬化。

四、血痣——脂肪

血痣形状大的如枸杞子大小，小的如蚊子咬过，就像一种小血泡，多见于身上胸肋、手臂和下肢。血痣提示脂肪痰湿的积滞，容易发生脂肪肝、肝硬化、胆囊炎，多见于脂肪肝、慢性肝炎的病人。

痣是先天形成的，分为红痣和黑痣，一般终身不变。红痣是人体气血的精聚，所以红痣者吉。但血痣则不一样，是后天形成的，对人的健康影响却很明显。黑痣是人体气血的凝滞，表示黑痣所在的部位气血衰弱，流通不畅，容易阻滞。往往到了一定时候对人体就会产生影响，所以黑痣者凶。

第十二节　三关定疾病

小儿指纹络脉是指在食指掌面脉络浮露的部分，也是手太阴肺经分支所过的部位。手太阴肺经的络脉自胸部走手掌大鱼际区，出拇指端的少商穴，它的一个分支从腕后直达食指内侧出其末端。中医认为"肺朝百脉"，肺经脉络可以反映全身脏腑气血的情况，故观察食指掌面脉络可以了解肌体正气盛衰变化，判断病邪的深浅。

一、三关定位和望指纹方法

风关——食指的第三指节（近端）；气关——食指的第二指节（中间）；命关——食指的第一指节（远端末节）。

在光线明亮处，诊者用左手握小儿食指，以右手大拇指用力适中从风关向气关、命关直推，推数次，食指上的纹型愈推愈明显，便于观察。

二、三关正常形色

正常络脉色泽浅红、红黄相兼，隐于风关之内，大多不浮露，甚至不明显，多是斜形单枝，粗细适中。脉络粗细与气候寒热有关，热则变粗增长，寒则变细缩短。络脉的长短与年龄有关，1岁以内的最长，随年龄增长而缩短。

三、三关形色主病

络脉浮露者，病在表，多见于外感表证。沉隐者主病在里，多见于脏腑病变。色深浓者病重，色浅淡者病轻。色浅淡者为虚，色深浓者为实。凡肌表感受外邪，往往由浅入深，首先入络，进一步则入客于经，再深入客于脏腑，三关络脉的形色和出现的部位，恰好随着这种邪气的深入而起变化：风关——络脉显于风关，表明邪气入络，提示病轻邪浅；气关——络脉从风关透气关，表明邪气入经，提示病邪已深入，病情较重；命关——络脉出现在命关，表明邪气深入脏腑，提示病情更重，可能危及生命；透关射甲——络脉从风关直达指尖，俗称"透关射甲"，这种情况是病情更凶险、预后不佳的征兆。

从食指三关络脉形态判断小儿脏腑的疾病，也是以风关轻、气关重、命关更重为原则。

望指纹，对幼儿疾病的诊察，有一定的参考价值，但要结合其他诊法综合分析，才能作出全面正确的判断。

第十三节　各种疾病手诊表现

一、呼吸系统疾病

1. 手掌部青筋暴露，大鱼际青暗。
2. 感情线干扰纹多。
3. 手掌鼻、咽、支气管、肺区见白、红相间异常点，则有炎症。

二、消化系统疾病

（一）胃溃疡，十二指肠溃疡

1. 胃区有一个或数个异常点，则表示胃部疾病。
2. 胃区有"米"字纹等。
3. 胃区色白胃胀，色红胃痛，色痿黄胃胀痛，暗青刺痛。

（二）结肠炎

1. 过敏性结肠炎：小鱼际红白相间斑点，小鱼际赤白肉线，青暗明显。
2. 便秘性结肠炎：手掌伴有脂肪堆积，靠小鱼际内侧多见横纹。
3. 泄泻性结肠炎：手指伴有十指漏缝，靠小鱼际外侧多见横纹。

（三）便　秘

1. 手掌有静脉怒张者是肠内有粪便停滞的表现。小鱼际有青筋是盲肠部有宿便积滞，手指节有青筋是横结肠有宿便积滞。男的左手大鱼际有青筋是降结肠有宿便积滞，右手大鱼际有青筋是升结肠有宿便。女的相反。腕横纹有青筋，是乙状结肠和直肠有宿便积滞。
2. 有静脉曲张（青筋），右手出现者，虽每日大便，但大便干、硬，排出困难，右手出现则二、三日或更长时间排便。大鱼际暗青，暗黑多伴有腰痛。
3. 生命线分支多，伴有掌色晦暗或青筋，多则说明便秘已影响健康，引起许多疾病了。
4. 小鱼际有横纹偏于食指下方多便秘，偏于小指下方多便溏，小鱼际偏阴阳赤白肉线青暗。

5.拇指上甲方有横纹。

（四）肝　炎

1.肝区发暗。

2.肝区夹角内有"三角△""岛"状纹。

3.头脑线、生命线上有干扰纹。

4.掌色暗黄，有光泽者轻，浊暗者重。

5.甲上有串珠凸起，或白枯点。

（五）脂肪肝

1.掌部丰满，十指间无漏缝、色泽红，或全掌红白相间异常点。

2.肝区有脂肪白隆起。

3.身上有血痣。

4.肝硬化则伴有胆区、肝区青暗，伴肝掌出现。

（六）胆囊炎

胆区暗黄异常点，肝区发暗则胁刺痛，白或红则胁胀痛。

（七）胆石症

1.胆区有凸起白亮点。

2.头脑线末端突然中断或见白亮点。

3.肝区青暗。

三、心脑血管疾病

（一）心律失常

1.方庭有青筋。

2.大鱼际心区红白异常点。

（二）风湿性心脏病

1.拇指根部有青筋伴"米"字纹。

2.生命线尾部有干扰线出现。

3.手指呈鼓槌状。

4.心区青暗异常点。

5.中指、食指甲体见凹陷横纹。

（三）冠心病

1. 拇指指掌关节横纹呈锁链纹、岛纹。

2. 生命线尾部端有岛纹，或干扰线切过。

3. 手型方，手指短，呈鼓槌状。

4. 拇指根内青筋凸起、扭曲，大鱼际有暗红色异常点。

（四）心肌梗塞

1. 生命线尾端有"米"字纹。

2. 酸区偏大，拇指根和内关青筋凸起、扭曲、紫暗。

（五）高血压

1. 大鱼际隆起，掌色鲜红。

2. 酸区偏大。

3. 中指一节靠拇指侧有连串白色异常点浮现。

4. 甲短阔平坚硬，半月痕偏大。

（六）低血压

1. 手掌削长，三主线变浅。

2. 酸区缩小。

3. 中指一节靠小指侧有连串白色异常点浮现。

4. 印堂发白发暗。

（七）脑出血

1. 手掌鲜红，中指近掌端出红色血点，小鱼际发暗。

2. 手指节横纹处多青筋浮露。

（八）脑动脉硬化

1. 有血脂丘形状。

2. 头脑线有"米"字纹。

3. 中指指掌横纹处有青筋凸起。

（九）高脂血症

1. 五指根部脂肪堆积。

2. 掌色红白相间。

3. 可见眼睑黄色，皮下结节、血痣。

四、泌尿系统疾病

（一）肾结石

1. 生命线尾端断裂，有干扰线切过。
2. 肾区有岛形纹，"米"字纹或白、凸亮异常点。

（二）泌尿道感染

1. 坤、坎位有密集"川"字纹、"十"字纹和岛形纹。
2. 性线延长伸向感情线。
3. 肾区多见青、红色异常点。

五、内分泌疾病

（一）甲亢

1. 头脑线呈羽毛、岛纹或大量干扰纹切过。
2. 头脑线和生命线连接部位有岛纹。
3. 食指与中指缝下方有暗红色异常点。
4. 掌色暗、青、红不均。

（二）内分泌紊乱

1. 生命线向乾位延伸。
2. 乾位有大量干扰线。
3. 掌色偏红，有大面积红色区。
4. 拇指桡侧至手腕部挺直，小鱼际外缘膨胀呈张状。

（三）更年期综合症

1. 各主线干扰纹多。
2. 乾位颜色鲜红。
3. 小鱼际外侧缘呈圆弧状，坎位多青筋。

（四）糖尿病

1. 乾位有 1~3 条阻力线。
2. 头脑线和感情线偏直。
3. 十指端红于掌色，乾位有弥漫性淡红色异常点。
4. 半月痕粉红，边缘不清。

5. 手中指为中心，手指向拇指方向弯曲。
6. 手汗黏性大。

六、神经系统疾病

（一）头　痛

中指根横纹周围白色表示头痛，中指靠拇指侧为左侧偏头痛，靠小指侧为右侧头痛，中部为前额和头顶痛，整个区域偏白色为全头痛，靠第二节横纹则为头晕区，有红色为脑出血，青暗点为脑血栓或出血后恢复期，有青筋为脑动脉硬化。

（二）神经衰弱

1. 头脑线浅淡垂向乾位，尾端有分支或岛纹。
2. 手掌平坦无脂肪堆积，手指关节大小不等，小指细。
3. 指甲长，甲色苍白，无半月痕。

七、妇科、男科疾病

（一）痛　经

1. 生命线有"米"、"十"、岛纹或断裂。
2. 坎位青筋显露，青筋紫暗。

（二）月经不调

1. 有青筋穿过腕横纹，伸向大鱼际，腕横纹变浅、断裂。
2. 掌色青暗或鲜红，子宫位有异常点。
3. 生命线尾部有鱼尾纹。

（三）卵巢囊肿、子宫肌瘤

1. 生命线有岛纹。
2. 坎位有红或暗异常点。

（四）慢性盆腔炎

1. 生命线尾端鱼尾纹变浅。
2. 手腕青筋伸入到大鱼际。
3. 掌色偏红、子宫位异常点。

（五）乳腺增生症

乳腺区有从感情线伸向头脑线的岛纹，肝胆区青暗，或有青筋。

（六）不孕不育症

1. 女性不孕症

（1）生命线有断裂、尾端不完整。

（2）没有性线或只有一条性线。

（3）腕横纹有断裂或模糊不清，呈"八"字状。

（4）小鱼际平坦，小指不过三关。

2. 男性不育症

（1）没有性线或性线浅短、分裂、消失。

（2）生命线短或断裂。

（3）坤位平坦，小指细小不过三关。

（4）仅有三条主线。

（七）前列腺肥大

1. 坤位有"米""川"、岛纹。

2. 有深的性线。

3. 生命线尾端有岛纹或干扰纹穿过。

4. 前列腺区有异常斑点，斑点发暗，则小便不畅；白亮点，则尿痛；发黄，则腰膝酸软。

八、血液结缔组织疾病

（一）贫　血

1. 生命线浅、短、多有干扰纹切过。

2. 头脑线上有岛纹或分支。

3. 掌心苍白、青筋浮现。

4. 半月痕消失，按压指甲后回血慢。

（二）风湿性关节炎

1. 手指关节变形，呈竹节状。

2. 生命线尾端形成鱼尾纹。

3. 大、小鱼际肌肉松软凹陷。
4. 五指腹上有竖纹出现，竖纹越多越深越严重。

九、癌 症

1. 感情线呈锁链状，头脑线、生命线有岛纹、三角纹或明显阻力纹。
2. 全掌僵硬、晦暗。
3. 所属手诊部位有暗斑异常点，凸起，边缘不清。

第十四节 典型病例

心悸案

张某某，男，65岁，初诊时间：2018-09-25。

主诉：间断性心悸伴胸闷、气短6年。

刻下症：心悸、胸闷、气短，时有心前区疼痛，恶寒，无发热，无汗出，夜寐欠安，纳可，二便调。

既往史："冠心病"病史6年；平素空腹血糖7.0mmol/L左右。

舌诊：舌质淡红，苔白偏腻，舌沟偏左侧有深纹，舌边有齿痕（见彩插图4-13）。

脉诊：左寸脉沉细，关尺弦细，右寸关尺弦细。

面诊：面部散在褐斑，眉间有纵纹，山根有横纹，睑如卧蚕，鼻头色黯，有黑头。

手诊：双手心脏区(大鱼际)发红，右侧心脏区(大鱼际)有一棕色暗斑，左侧糖尿区有较小暗斑（见彩插 图4-14）。

见微辨析：综合面诊鼻头色黯、有黑头、睑如卧蚕，手诊糖尿区色斑，右关脉弦考虑血糖异常；额头眉间有纵纹，舌边有齿痕，左寸脉沉细，考虑脑供血不足；手诊心脏区、山根有横纹，舌沟偏左侧有深纹，符合冠心病改变；结合舌诊、脉诊考虑脾胃虚寒，寒凝心脉。

第五章 耳 诊

第一节 《内经》《难经》与耳诊有关的论述

一、《内经》记载

（一）耳与经络的关系

《灵枢·邪气脏腑病形》：十二经脉，三百六十五络，其血气皆上于面而走空窍，其精阳气上走于目而为睛，其别气走于耳而为听。

《灵枢·经脉》：小肠手太阳之脉，起于小指之端，循手外侧，上腕，出踝中，直上循臂骨下廉，出肘内侧两筋之间，上循臑外后廉，出肩解，绕肩胛，交肩上，入缺盆，络心，循咽，下膈，抵胃，属小肠；其支者，从缺盆循颈上颊，至目锐眦，却入耳中。

三焦手少阳之脉，起于小指次指之端，上出两指之间，循手表腕，出臂外两骨之间，上贯肘，循臑外，上肩，而交出足少阳之后，入缺盆，布膻中，散落心包，下膈，循属三焦；其支者，从膻中上出缺盆，上项，系耳后，直上出耳上角，以屈下颊至𩑔；其支者，从耳后入耳中，出走耳前，过客主人前，交颊，至目锐眦。

胆足少阳之脉，起于目锐眦，上抵头角，下耳后，循颈，行手少阳之前，至肩上，却交出手少阳之后，入缺盆；其支者，从耳后入耳中，出走耳前，至目锐眦后。

胃足阳明之脉，起于鼻之交𩑔中，旁纳太阳之脉，下循鼻外，入上齿中，还出挟口，环唇，下交承浆，却循颐后下廉，出大迎，循颊车，上耳前，过客主人，循发际，至额颅。

膀胱足太阳之脉，起于目内眦，上额，交巅；其支者，从巅至耳上角。

手阳明之别，名曰偏历。去腕三寸，别入太阴；其别者，上循臂，乘肩髃，上曲颊偏齿；其别者，入耳，合于宗脉。

《灵枢·经筋》：足阳明之筋，起于中三指，结于跗上，邪外上加于辅骨，上结于膝外廉，直上结于髀枢，上循胁，属脊；其直者，上循骭，结于缺盆；其支者，结于外辅骨，合少阳；其直者，上循伏兔，上结于髀，聚于阴器，上腹而布，至缺盆而结，上颈，上挟口，合于頄，下结于鼻，上合于太阳。太阳为目上网，阳明为目下网；其支者，从颊结于耳前。

手太阳之筋，起于小指之上，结于腕，上循臂内廉，结于肘内锐骨之后，弹之应小指之上，入结于腋下；其支者，后走腋后廉，上绕肩胛，循颈，出足太阳之前，结于耳后完骨；其支者，入耳中；直者出耳上，下结于颔，上属目外眦。……其病小指支，肘内锐骨后廉痛，循臂阴，入腋下，腋下痛，腋后廉痛，绕肩胛引颈而痛，应耳中鸣痛引颔，目瞑良久乃得视，颈筋急，则为筋痿，颈肿。寒热在颈者，治在燔针劫刺之，以知为数，以痛为输。其为肿者，复而锐之。本支者，上曲牙，循耳前属目外眦，上颔结于角，其病当所过者支转筋。治在燔针劫刺，以知为数，以痛为输，名曰仲夏痹也。

手少阳之筋，起于小指次指之端，结于腕，上循臂，结于肘，上绕臑外廉、上肩、走颈，合手太阳；其支者，当曲颊入系舌本；其支者，上曲牙，循耳前，属目外眦，上乘颔，结于角。其病当所过者，即支转筋，舌卷。治在燔针劫刺，以知为数，以痛为输，名曰季夏痹也。

《灵枢·口问》：耳者，宗脉之所聚也，故胃中空则宗脉虚，虚则下溜，脉有所竭者，故耳鸣，补客主人，手大指爪甲上与肉交者也。

（二）耳与脏腑的关系

《灵枢·五阅五使》：耳者，肾之官也。

《素问·金匮真言论》：南方赤色，入通于心，开窍于耳，藏精于心。

《素问·藏器法时论》：肝病者，两胁下痛引少腹，令人善怒，虚则目䀮䀮无所见，耳无所闻，善恐，如人将捕之。取其经厥阴与少阳，气逆则头痛，耳聋不聪，颊肿，取血者。

《灵枢·脉度》：肾气通于耳，肾和则耳能闻五音矣。

（三）运用耳廓诊治疾病

《灵枢·师传》：肾者主为外，使之远听，视耳好恶，以知其性。

《灵枢·本藏》：黑色小理者，肾小；粗理者，肾大。高耳者，肾高；耳后陷者，肾下。耳坚者，肾坚；耳薄而不坚者，肾脆。耳好前居牙车者，肾端正；耳偏高者，肾偏倾也。凡此诸变者，持则安，减则病也。

《灵枢·阴阳二十五人》：手少阳之上，血气盛则眉美以长，耳色美，血气皆少则耳焦恶色。手少阳之下，血气盛则手卷多肉以温，血气皆少则寒以瘦，气少血多则瘦以多脉。

《灵枢·论疾诊尺》：婴儿病，其头毛皆逆上者必死，耳间青脉起者掣痛。大便赤瓣飧食，脉小者，手足寒，难已；飧泄，脉小，手足温，泄易已。

《灵枢·卫气失常》：耳焦枯受尘垢，病在骨。

《灵枢·五邪》：邪在肝，则两胁中痛，寒中，恶血在内，行善掣节，时脚肿。取之行间，以引胁下，补三里以温胃中，取血脉以散恶血；取耳间青脉，以去其掣。

《灵枢·厥病》：厥头痛，头痛甚，耳前后脉涌有热，泻出其血，后取足少阳。

耳聋无闻，取耳中；耳鸣，取耳前动脉；耳痛不可刺者，耳中有脓，若有干耵聍，耳无闻也。

二、《难经》记载

《三十七难》：肾气通于耳，耳和则知五音矣。五藏不和，则七窍不通；六府不和，则留结为痈。

《难经·四十难》：经言，肝主色，心主臭，脾主味，肺主声，肾主液。鼻者，肺之候，而反知香臭；耳者，肾之候，而反闻声，其意何也？

然，肺者，西方金也，金生于巳，巳者南方火。火者心，心主臭，故令鼻知香臭；肾者，北方水也，水生于申，申者西方金。金者肺，肺主声，故令耳闻声。

第二节 耳诊的分论

一、什么是耳诊

耳诊是一种通过观察耳廓的位置、大小、厚薄、形态、颜色、血管及其它"阳性反应物"（如丘疹、脱屑、皱折等）变化，或用手指触摸其形态改变，或用探笔、探棒等按压耳廓上的穴位以查其阳性压痛点，或用耳部信息测量仪测量耳部信息的变化，或用特制染色液进行耳穴染色以观察耳穴的颜色变化等来预测寿夭、诊断疾病、判断预后的诊断方法。

二、耳诊的历史

耳诊在我国历史悠久，早在马王堆三号汉墓出土的帛书（约春秋战国时）中的《阴阳十一脉灸经》中就有"耳脉"与上肢、眼、颊、咽喉相联系的记载。后来的《内经》《类经图翼》《中藏经》《脾胃论》《丹溪心法》等也有相关记载，这些古代论述为耳穴疗法的形成、发展奠定了坚实的理论基础。1957年，法国医学博士诺吉尔，根据压痛法定位，提出耳穴分布大致如一个倒置胎儿的"耳穴治疗点图"，标志了现代耳针学的开始。其后我国科研及医务人员经过30年的实践研究，在验证了诺吉尔"胚胎倒影"学说的基础上，于1987年在韩国举行的"国际穴名标准化工作会议"上，提出并通过了《耳穴标准化方案》，确立了我国在耳穴研究领域的世界地位。

三、耳廓表面结构与解剖名称

（一）耳廓前面表面解剖名称

耳轮：耳廓外缘向前卷曲的部分。

耳轮结节：耳轮外上方稍肥厚的结节状突起，又称达尔文结节。

耳轮尾：耳轮下缘与耳垂交界处。

耳轮脚：耳轮深入到耳甲腔的横行突起。

对耳轮：与耳轮相对的隆起处。

对耳轮上脚：对耳轮向上的分支。

对耳轮下脚：对耳轮向下的分支。

三角窝：对耳轮上下脚之间构成的三角凹窝。

耳舟：对耳轮与耳轮之间的凹沟。

耳屏：耳廓前面的瓣状突起，又称耳珠。

对耳屏：耳垂上部与耳屏相对的隆起。

屏上切迹：耳屏上缘与耳轮脚之间的凹陷。

屏间切迹：耳屏与对耳屏之间的凹陷。

轮屏切迹：对耳屏与对耳轮之间的凹陷。

耳甲：是由对耳屏和弧形的对耳轮体部及对耳轮下脚下缘围成凹窝。

耳甲艇：耳轮脚以上的耳甲部。

耳甲腔：耳轮脚以下的耳甲部。

耳垂：耳廓最下部无软骨的皮垂。

（二）耳廓背面表面解剖名称

耳廓背面解剖有三个面、四个沟、四个隆起。

1. 三个面：

耳轮背面：耳轮的外侧面，因耳轮是向前卷曲的，故此面多向前方。

耳轮尾背面：耳舟隆起与耳垂背面之间的平坦部分。

耳垂背面：耳垂背面的平坦部分。

2. 四个沟：

对耳轮后沟：对耳轮上脚和对耳轮体部背面的凹沟。

对耳轮下脚沟：对耳轮下脚的背面，是一条从内下略向外走行的凹沟，又称耳后上沟。

耳轮脚沟：耳轮脚的背面。

对耳屏沟：对耳屏背面的凹沟。

3. 四个隆起：

耳舟后隆起：耳舟的背面。

三角窝后隆起：三角窝的背面，即对耳轮沟与对耳轮下脚沟之间。

耳甲艇后隆起：耳甲艇背面之隆起。

耳甲腔后隆起：耳甲腔背面之隆起。

四、耳穴的定义

耳穴是耳廓皮肤表面与人体脏腑、经络、组织器官、四肢百骸相互沟通的部位,也是脉气输注的所在。所以在耳廓上能反映机体生理功能和病理变化的部位均统称为耳穴,耳穴是耳廓诊断疾病和治疗疾病的特定点。当机体组织或器官发生病变时,耳廓上相应部位的耳穴就出现各种阳性反应,对耳穴的阳性反应,用适当的方法进行刺激,就可以对疾病的病理过程发生影响,促其逆转或消除。

五、耳穴分布与人体的对应规律

就耳的定位诊断而言,人体各部位在耳朵上的分布就像一个倒置的胎儿(见图 5-1)。

耳垂:相当于头、面部。

对耳屏:相当于头、脑部和神经系统。

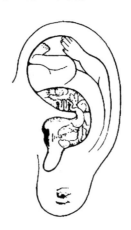

图 5-1 耳穴形象分布示意图

轮屏切迹:相当于脑干。

耳屏:相当于咽喉、内鼻和肾上腺。

屏上切迹:相当于外耳。

对耳轮:相当于躯干、运动系统。

对耳轮下脚：相当于臀部、坐骨神经。

对耳轮上脚：相当于下肢。

耳舟：相当于上肢。

三角窝：相当于盆腔、内生殖器。

耳轮脚：相当于膈肌。

耳轮脚周围：相当于消化道。

耳甲艇：相当于腹腔。

耳甲腔：相当于胸腔。

屏间切迹：相当于内分泌腺系统。

耳穴分布与人体相对应的规律，掌握这种规律可便于定位取穴治疗，然而有的耳穴的分布又不完全在耳廓解剖相应部位上，如肾上腺穴、卵巢穴、睾丸穴。因此在临床取穴治疗中，仍需注意穴位分布的特殊性。

六、耳部经络与疾病

十二经脉中循行于耳及其周围组织的经脉系统排列规律如下：

循行经过耳前者有：手少阳经脉（耳和髎、耳门）、手太阳经脉（听宫）、足少阳经脉（听会、上关）、足阳明经脉（下关）。

循行于耳后者有：手少阳经脉（翳风、瘛脉、颅息）、足少阳经脉（完骨、头窍阴、浮白）。

循行入耳中者有：手少阳经脉、手太阳经脉、足少阳经脉。其中手太阳经脉从耳前入耳中，其余二者从耳后入耳中。

循行过耳上角者有：手少阳经脉（角孙）、足少阳经脉（天冲、率谷）、足太阳经脉（从巅顶至耳上角）。

十二经筋中循行于耳及其周围组织的经筋系统排列规律如下：

循行过耳前者有：手太阳经筋、足少阳经筋、手少阳经筋、足阳明经筋。

循行于耳后者有：足少阳经筋、手太阳经筋（结于耳后完骨）、足太阳经筋（结于耳后完骨）。

循行入耳中者有：手太阳经筋（从耳后入耳中）。

循行过耳上角者有：手太阳经筋。

十二络脉中手阳明络脉、足阳明络脉、手少阴络脉、足少阴络脉、手太阴络脉、足太阴络脉入耳中。

十二经别中只有手厥阴心包经的经别在循行时与耳有直接联系。

奇经八脉中阳维脉在头部循行经过耳后，与胆经交会穴为脑空、风池等。

从以上经络分布可以看出，除足少阴肾经经脉、足厥阴肝经经脉、手太阴肺经经脉及手阳明大肠经经脉在循行时与耳无直接联系外，其它经络在循行过程中均与耳发生联系。循行经过耳的经络系统除手厥阴心包经的经别以外，其余皆为阳经，包括足三阳经和手三阳经，其中手三阳经在循行上与耳的联系较为广泛，这是因为在经络理论中手与耳均属于阳部（见彩插 图5-2）。

七、耳色辨疾病

颜色、光泽，就是针对耳部整体而言，正常人的耳廓红润而有光泽，这是先天肾精充足的表现；如果耳廓焦黑干枯没有光泽，反映机体肾精亏虚。耳廓色淡白，多见于气血亏虚，还见于素体阳气不足的人，这类人多怕冷恶风，手脚冰凉。耳轮红肿，多是"上火"的表现，常见于肝胆火旺或湿热。耳廓干枯焦黑，多发于传染病后期或糖尿病，因为在这个阶段，机体阴液已经严重耗伤。小儿耳背有红络，耳根发凉，多为麻疹先兆。

八、耳形识疾病

耳廓外形厚而大，属形盛，为肾气充足；耳廓肿大，伴见色红，为邪气实，多属少阳相火上攻。耳廓瘦小而薄，属先天亏损，肾气不足；耳廓瘦削而干焦，为正气虚，多为肾精耗竭或肾阴不足；耳廓萎缩，为肾气竭绝。耳廓肌肤甲错，多属久病血瘀。耳朵局部有结节状或条索状隆起、点状凹陷，而且没有光泽的人，多提示有慢性器质性疾病，如肝硬化、肿瘤等。耳朵局部血管过于充盈、扩张，可见到圆圈状、条段样等改变的，常见于有心肺功能异常的人，如冠心病、哮喘等。此外，若耳内流脓，伴有耳部红肿热痛，听力下降的，是中耳炎的表现，中医认为，这是风热上扰或肝胆湿热。

九、部分耳穴功能及主治

1. 颞
【曾用名】太阳。
【位置】对耳屏外侧面的中部。
【主治】偏头痛等。

2. 额
【位置】对耳屏外侧面的前下方。
【主治】头晕、头痛、失眠、多梦等。

3. 皮质下
【曾用名】卵巢、睾丸、兴奋点。
【位置】对耳屏内侧面。
【主治】痛症、间日疟、神经衰弱、假性近视等。

4. 心
【位置】耳甲腔中央。
【主治】心动过速、心律不齐、心绞痛、无脉症、神经衰弱、癔病、口舌生疮等。

5. 肺
【曾用名】肺点、结核点、肺气肿点。
【位置】耳甲腔中央周围。
【主治】咳喘、胸闷、声音嘶哑、痤疮、皮肤瘙痒症、荨麻疹、扁平疣、便秘、戒断综合征等。

6. 气管
【位置】在耳甲腔内，外耳道口与心穴之间。
【主治】咳喘等。

7. 脾
【位置】耳甲腔的后上方。
【主治】腹胀、腹泻、便秘、食欲不振、功能性子宫出血、白带过多、内耳眩晕症等。

8. 内分泌

【位置】耳甲腔底部屏间切迹内。

【主治】痛经、月经不调、更年期综合征、痤疮、间日疟等。

9. 三焦

【位置】耳甲腔底部内分泌穴上方。

【主治】便秘、腹胀、上肢外侧疼痛等。

10. 口

【位置】耳轮脚下方前 1/3 处。

【主治】面瘫、口腔炎、胆囊炎、胆石症、戒断综合征等。

11. 食道

【位置】耳轮脚下方中 1/3 处。

【主治】食道炎、食道痉挛等。

12. 贲门

【位置】耳轮脚下方后 1/3 处。

【主治】贲门痉挛、神经性呕吐等。

13. 胃

【曾用名】幽门、下垂点。

【位置】耳轮脚消失处。

【主治】胃痉挛、胃炎、胃溃疡、失眠、牙痛、消化不良等。

14. 十二指肠

【位置】耳轮脚上方后部。

【主治】十二指肠溃疡、胆囊炎、胆石症、幽门痉挛等。

15. 小肠

【位置】耳轮脚上方中部。

【主治】消化不良、腹痛、心律不齐等。

16. 大肠

【位置】耳轮脚上方前部。

【主治】腹泻、便秘、咳嗽、痤疮等。

17. 阑尾

【位置】大、小肠两穴之间。

【主治】单纯性阑尾炎、腹泻等。

18. 肝

【位置】在耳甲艇的后下部。

【主治】胁痛、眩晕、经前期紧张症、月经不调、更年期综合征、高血压、假性近视眼、单纯性青光眼等。

19. 胰胆

【位置】肝肾两穴之间。

【主治】胆囊炎、胆石症、胆道蛔虫病、偏头痛、带状疱疹、中耳炎、耳鸣、听力减退、急性胰腺等。

20. 肾

【位置】对耳轮上、下脚分叉处下方。

【主治】腰痛、耳鸣、神经衰弱、肾盂肾炎、哮喘、遗尿症、月经不调、遗精早泄等。

21. 输尿管

【位置】肾与膀胱两穴之间。

【主治】输尿管结石绞痛等。

22. 膀胱

【位置】肾与艇角两穴之间。

【主治】膀胱炎、遗尿症、尿潴留、腰痛、坐骨神经痛、后头痛等。

23. 艇角

【曾用名】前列腺。

【位置】耳甲艇前上角。

【主治】前列腺炎、尿道炎等。

24. 艇中

【曾用名】脐中、腹水、醉点、前腹膜、后腹膜。

【位置】耳甲艇中央。

【主治】腹痛、腹胀、胆道蛔虫症、腮腺炎等。

25. 目 1

【曾用名】青光。

【位置】耳垂正面,屏间切迹前下方。

【主治】假性近视等。

26. 目 2

【曾用名】散光。

【位置】耳垂正面,屏间切迹后下方。

【主治】假性近视等。

27. 牙

【曾用名】拔牙麻醉点、牙痛点、升牙点。

【位置】耳垂正面,从屏间切迹软骨下缘至耳垂下缘划二条等距水平线,再在第二水平线上引两条垂直等分线,由前向后,由上向下地把耳垂分为九个区。一区即本穴。

【主治】牙痛、牙周炎、低血压等。

28. 舌

【曾用名】上颚、下颚。

【位置】按上述分区之二区为本穴。

【主治】舌炎、口腔炎等。

29. 颌

【曾用名】上颌、下颌。

【位置】按上述分区之三区为本穴。

【主治】牙痛、颞颌关节功能紊乱等。

30. 垂前

【曾用名】拔牙麻醉点、神经衰弱点。

【位置】按上述分区之四区为本穴。

【主治】神经衰弱、牙痛等。

31. 眼

【位置】按上述分区之五区为本穴。

【主治】急性结膜炎、电光性眼炎、麦粒肿、假性近视、内耳眩晕症、耳鸣、听力减退等。

32. 面颊
【位置】按上述分区之五六区交界线周围为本穴。
【主治】周围性面瘫、三叉神经痛、痤疮、扁平疣等。

33. 内耳
【位置】按上述分区之六为本穴。
【主治】耳鸣、内耳眩晕症、听力减退等。

34. 扁桃体
【曾用名】扁桃体4。
【位置】按上述分区之八区。
【主治】扁桃体炎、咽炎等。

35. 上耳根
【曾用名】郁中、脊髓1。
【位置】耳根最上缘。
【主治】鼻衄等。

36. 耳迷根
【位置】耳背与乳突交界的根部,耳轮脚对应处。
【主治】胆囊炎、胆石症、胆道蛔虫症、鼻塞、心动过速、腹痛、腹泻等。

37. 下耳根
【位置】耳根最下缘。
【主治】低血压等。

38. 耳背沟
【曾用名】降压沟。
【位置】对耳轮上、下脚及对耳轮主干在耳背面呈"Y"字形凹沟部。
【主治】高血压、皮肤瘙痒症等。

39. 耳背心
【位置】耳背上部。
【主治】心悸、失眠、多梦等。

40. 耳背脾
【位置】耳轮脚消失处的耳背部。
【主治】胃痛、消化不良、食欲不振等。

41. 耳背肝
【位置】在耳背脾的耳轮侧。
【主治】胆囊炎、胆石症、胁痛等。

42. 耳背肺
【位置】在耳背脾的耳根侧。
【主治】咳喘、皮肤瘙痒症等。

43. 耳背肾
【位置】在耳背下部。
【主治】头晕、头痛、神经衰弱等。

第三节 临床应用

一、呼吸系统疾病

支气管炎：常在耳廓气管穴或支气管穴呈现丘疹样红晕，片状隆起，压痛，触及条索，其周围红紫、皱折；扁桃体穴环状红晕，压迫肺、大肠等穴也有阳性反应。取穴：肺，气管，膀胱，脾等。

二、消化系统疾病

1. **胃炎**：耳穴胃区呈现点片状红晕或片状白色隆起、界限不清、压痛明显、电侧阳性，伴见脾区片状红晕。取穴：胃，交感，脾，肺等。

2. **消化性溃疡**：耳穴胃区呈现小米粒凹陷，压痛明显，脾区点片状增厚，其色红晕者为溃疡活动期，紫暗者为静止期；脾、交感、皮质下等也呈阳性反应。取穴：胃（十二指肠），交感，皮质下等。

3. **腹泻**：耳穴大、小肠呈点片状红晕或片状凹陷，脂溢增多，丘疹，充血，压痛，直肠区也有类似反应。取穴：大肠，直肠，胃，皮质下等。

4. **呃逆**：常于耳穴耳中、神门、交感、胃等区压痛明显，电测阳性等反应。取穴：耳中，交感，神门，奇点等。

5. **小儿厌食症**：耳穴脾、胃、皮质下等常有阳性反应。取穴：脾，胃，口，皮质下等。

三、心血管疾病

1. **高血压**：在耳廓上常有特殊反应，如心穴呈环状皱折；肝穴可呈片状隆起，质地较硬，界限不清；耳垂1区近屏间切迹下缘可触及片状隆起。肾上腺穴呈点状红晕，压痛明显；耳背沟常有点状白色边缘红晕、血管怒张等特征。取穴：角窝上，皮质下，交感，神门，心，耳尖或耳背沟点刺放血等。

2. **低血压**：耳穴升压点呈现圆形或三角形凹陷，压之极痛；心区环状皱折，光泽压痛；枕、额二穴点白边红，触之条索，压之极痛；耳背沟下1/3处呈现点片状色白或边缘红晕、无光泽、压痛明显。取穴：升压点，肾上腺，皮质下，心等。

3. **心律失常**：在耳廓心区直径扩大0.5厘米以上呈龟裂状皱折者多为"心律不齐"，发作时多呈暗红色。取穴：心，交感，神门等。

四、泌尿系统疾病

1. **肾小球肾炎**：耳廓肾穴呈现点片状红晕或片状隆起、充血；肾炎点电测阳性，压之极痛；内分泌呈点状红晕、压痛明显。取穴：肾，肺，脾，三焦，肾炎点等。

2. **尿路感染**：耳廓肾、膀胱、艇角、尿道等穴呈现点片状红晕、光泽或丘疹、糜烂、水肿，压痛明显。取穴：肾（膀胱、尿道），内分泌，交感等。

3. **小便频数**：常在膀胱、缘中等穴有阳性反应。取穴：膀胱，缘中等。

4. **尿潴留**：耳廓膀胱、尿道、肾等穴常有阳性反应。取穴：膀胱，尿道，三焦等。

5. **遗尿**：耳穴肾、膀胱、缘中等处常有阳性反应。取穴：肾，膀胱，支点，枕等。

五、神经系统疾病

1. **头痛**：常在耳穴额、颞、枕、顶等区分别呈现点片状红晕或点白边红，压痛明显，或在上述穴区呈现圆形结节或条索隆起，片状增厚，触之质硬，较痛。取穴：皮质下，神门，枕小神经等。

2. **面神经麻痹**：耳穴肺、面颊、口、胃等区域有阳性反应。少数患者初起时同侧耳后、耳内或乳突区轻度疼痛。取穴：相应部位，三焦，胃，缘中等。

3. **神经衰弱**：耳穴心区呈环状或指纹状皱折、光泽；神门区呈微小皱折或点状色白或暗红；枕、额穴可见点、片状红晕或条索状、片状增厚；晕区摸之条片状软骨增生，质稍硬；神经衰弱区条片状隆起，软骨增生，质硬。取穴：神经衰弱区，垂前，心，神门，皮质下等。

4. **眩晕**：耳穴额、枕区呈片状隆起或条索状增厚，且枕穴红晕，压痛明显。取穴：肝，脾，晕点，枕等。

六、妇科、男科疾病

1. **前列腺炎**：耳廓艇角穴呈现点片状红晕、光泽或暗红，和尿道穴同时压痛明显，或伴有尿道条索状隆起，压痛明显者。取穴：艇角，尿道，膀胱，肝等。

2. **遗精**：耳廓肾、心、内生殖器、缘中等穴常有阳性反应。取穴：心，肾，内生殖器，皮质下等。

3. **阳痿、早泄**：耳穴内生殖器、外生殖器、肾、心、缘中、皮质下等常有阳性反应。取穴：内生殖器，皮质下，肾，缘中等。

4. **月经不调**：耳穴内生殖器呈片状红，血管网状怒张。取穴：内生殖器，内分泌，皮质下等。

5. **痛经**：耳穴内生殖器呈点片状红晕、充血、光泽明显，或血管怒张，界限不清，有光泽，压之极痛。取穴：生殖器，内分泌，交感，卵巢等。

第四节　耳穴视（触）诊歌诀

急性光泽色发红，慢病无光色白隆。
糠皮脱屑见炎症，润泽脱屑代谢病。

鳞状多见皮肤病，缺血疾病紫或青。
对耳轮凸骨质生，动脉硬化耳厚硬。
暗晦结节见癌症，术疤白色月牙形。
耳穴诊断能定位，若要定性需辨证。
心穴圆环多做梦，心肺失弹缺血供。
心穴多点常胸闷，心穴凹陷心常惊。
肺穴红润有炎症，肺穴白疹气管病。
口穴起皮为咽炎，胃炎贲门充血红。
暗灰凹陷胃溃疡，三焦反应有牙痛。
十二指肠多溃疡，颜色发白陈旧性。
阑尾诊断阑尾炎，小肠诊断心脏病。
艇角膀胱要慎重，生殖泌尿经常用。
肾穴结合对耳轮，还可诊断骨质病。
胰，胆穴常见隆，左胰右胆必胁痛。
慢性结石症状轻，急性发作腹背痛。
肝穴常见结节硬，存在统血藏血病。
左耳结节免疫差，右耳结节肝代症。
艇中不仅诊耳聋，也诊低烧风湿病。
配合两条风湿线，上肢下肢要记清。

第五节　典型病例

肾结石案

谢某，男，18岁，初诊时间：2019-10-24。

主诉：左侧腹部疼痛2小时余。

刻下症：左侧腹部疼痛，疼痛为绞痛，持续性疼痛并阵发性加重，恶心、呕吐，纳可，夜寐安，二便调。

既往史：左肾结石碎石术后3年。

辅助检查：泌尿系彩超：左肾多发结石。左肾积水、左输尿管膀胱内段结石。

面诊：鼻头色白、有黑头，鼻下部位及下颏痘印。

耳诊：耳舟血管明显，耳垂及前耳轮斑点（见彩插 图 5-3）。

舌诊：舌质淡，舌尖剥脱苔，舌边有齿痕，苔白厚（见彩插 图 5-4）。

脉诊：左寸关脉弦，左尺脉弦硬，右寸关尺脉弦涩。

见微辨析：鼻头色白、有黑头，舌质淡、舌边有齿痕、苔白厚，考虑脾胃虚寒；鼻下部位及下颏痘印，考虑泌尿生殖系统寒湿；耳垂及前耳轮斑点、耳诊（耳舟血管明显，提示腰骶部经脉瘀滞）、左尺脉弦硬，提示肾阳不足，肾水偏旺，是导致肾结石产生的原因。

第六章 经络诊

第一节 《内经》《难经》与经络诊有关的论述

一、《内经》记载

《灵枢·九针十二原》：所出为井，所溜为荥，所注为输，所行为经，所入为合。

《灵枢·经脉》：腰痛不可以俯仰，丈夫㿉疝，妇人少腹肿，甚则嗌干，面尘，脱色。是主肝所生病者，胸满，呕逆，飧泄，狐疝，遗溺、癃闭。

《灵枢·经脉》：病饥不欲食，面如漆柴，咳唾则有血，喝喝而喘，坐而欲起，目𥄶𥄶如无所见，心如悬若饥状。气不足则善恐，心惕惕如人将捕之，是为骨厥。是主肾所生病者：口热，舌干，咽肿，上气，嗌干及痛，烦心，心痛，黄疸，肠澼，脊股内后廉痛，痿厥，嗜卧，足下热而痛。

《灵枢·经脉》：手心热，臂肘挛急，腋肿，甚则胸胁支满，心中憺憺大动，面赤，目黄，喜笑不休。是主脉所生病者：烦心，心痛，掌中热。

《灵枢·经脉》：口苦，善太息，心胁痛，不能转侧，甚则面微有尘，体无膏泽，足外反热，是为阳厥。是主骨所生病者：头痛，颔痛，目锐眦痛，缺盆中肿痛，腋下痛，马刀侠瘿，汗出振寒，疟，胸、胁、肋、髀、膝外至胫、绝骨、外踝前及诸节皆痛，小趾次趾不用。

《灵枢·经脉》：嗌痛，颔肿，不可以顾，肩似拔，臑似折。是主液所生病者：耳聋，目黄，颊肿，颈、颔、肩、臑、肘、臂外后廉痛。

《灵枢·经脉》：舌本强，食则呕，胃脘痛，腹胀，善噫，得后与气则快然如衰，身体皆重。是主脾所生病者：舌本痛，体不能动摇，食不下，烦心，心下急痛、溏、瘕泄，水闭，黄疸，不能卧，强立，股膝内肿厥，足大指不用。

《灵枢·经脉》：洒洒振寒，善呻，数欠，颜黑，病至则恶人与火，闻木声则惕然而惊，心欲动，独闭户塞牖而处。甚则欲上登高而歌，弃衣而走，贲响腹胀，是为骭厥。是主血所生病者：狂疟，温淫，汗出，鼽衄，口㖞，唇胗，颈肿，喉痹，大腹水肿，膝膑肿痛，循膺乳、气街、股、伏兔、骭外廉、足跗上皆痛，中趾不用。气盛则身以前皆热，其有余于胃，则消谷善饥，溺色黄。气不足则身以前皆寒栗，胃中寒则胀满。

《灵枢·经脉》：肺胀满，膨膨而喘咳，缺盆中痛，甚则交两手而瞀，此为臂厥。是主肺所生病者：咳，上气，喘喝，烦心，胸满，臑臂内前廉痛厥，掌中热。气盛有余，则肩背痛，风寒，汗出中风，小便数而欠；气虚，则肩背痛，寒，少气不足以息，溺色变。

《灵枢·经脉》曰：嗌干，心痛、渴而欲饮，是为臂厥。是主心所病者：目黄，胁痛，臑臂内后廉痛、厥，掌中热。

二、《难经》记载

《难经·二十九难》：阴跷为病，阳缓而阴急；阳跷为病，阴缓而阳急。

第二节　经络总论

一、经络理论的起源

经络是经脉和络脉的总称，是最早出现的中医基本概念之一。现存有关经络的最早文献是长沙马王堆汉墓出土的帛书。据帛书《阴阳十一脉灸经》《足臂十一脉灸经》记载，全身经脉循行都在体表，循行区域比较局限，很少与内脏及其他经脉发生联系。彼时的经络理论仅仅是雏形。

经络理论的系统化和完整化是在《内经》时代，此时的经络记载有：十二经脉的体内外循行路线及其与脏腑之间的联络关系，十二经脉的病候及主治，十二经别、十二经筋、十二皮部、十五络脉的循行分布及病候、部分奇经的循行分布、病候和功能主治，十二经的标本根结，人体营卫气血在经络内外的运行规律，以及部分腧穴的名称、定位、主治、属经等；《内经》中还强调经络腧穴切循、度量、探察、审视等内容。

《难经》对《内经》所述的经络理论做了重要的补充，强调原气在发挥经络功能方面所起的作用，发展了奇经八脉理论，对八会穴的认识也有进一步提升。

二、现代经络理论

现代学者利用各种研究手段，从文献学、形态学、生理学、胚胎发生学、物理学等各个方面着手，提出多种探索性理论，如：周围神经相关说、结缔组织相关说、特殊结构说、经络—皮层—内脏相关说、第三平衡系统论、神经体液相关说、经络实质二重反射说、细胞间信息传递说、经络生物全息论、场论等关于经络实质的假说。至今为止，此类研究还不能从形态学上对经络的实质结构加以证实。上世纪承淡安先生对早年在解剖学上无迹可循的经络理论产生怀疑，但经过反复的临床实践，感悟到经络理论的可贵之处，虚心地对自己早年的错误进行检讨，并指出"经络实质绝不可能从解剖的角度进行研究"。在走了百十年的弯路之后，当代人要破解经络理论的深奥原理，必须回归到传统医学经典理论的道路上来。我们的经络理论从源头上就不是产生于实验室、显微镜和解剖刀下的，而是在古代朴素唯物主义哲学思想的指导下，遵循自然法则逐渐认识总结完善而成，其中蕴含着极其丰富和深邃的关于人体生命规律的东方文化和智慧。只有在学习和探索传统经典理论这条道路上不断研究、实践、验证与修正，才有可能获得经络理论的真谛！

经络是中医理论体系的重要内容之一，并具有独特而完整的形态学基础和功能体系，能够明确反映和干预机体生理病理状态，从而对中医临床诊断治疗具有重要的指导意义。

三、经络系统的组成

经络系统主要组成内容：十二经脉、十二经别、十二经筋、十二皮部、奇经八脉、十五络脉等。其中经脉以十二经脉和奇经八脉为主,络脉以十五络脉为主,十二经筋和十二皮部则属于构成经络通道的有形组织结构。经络系统纵横交贯,遍布全身,将人体内外、脏腑、肢节联系成一个有机的整体。

(一)十二经脉的名称和作用

十二经脉分别是:手太阴肺经、手厥阴心包经、手少阴心经、手阳明大肠经、手少阳三焦经、手太阳小肠经、足太阴脾经、足厥阴肝经、足少阴肾经、足阳明胃经、足少阳胆经、足太阳膀胱经。

十二经脉是经络系统组成的主干,也是最为重要的气血运行通道,由此联系人体脏腑、器官、四肢、百骸。《灵枢·经别》:"夫十二经脉者,人之所以生,病之所以成,人之所以治,病之所以起,学之所始,工之所止,粗之所易,上之所难也。"十二经脉有明确的流注规律和次序,以及明确的脏腑、器官联系。

(二)十二经脉的表里关系

十二经脉中的手足三阴、手足三阳经脉,通过经别和络脉相互沟通,组成六对"表里相合"关系:足太阳与足少阴为表里,足少阳与足厥阴为表里,足阳明与足太阴为表里,是足之阴阳也;手太阳与手少阴为表里,手少阳与手厥阴为表里,手阳明与手太阴为表里。

相为表里的两经,分别循行于四肢内外侧的相对位置,并在四肢末端交接,又分别属于相为表里的两脏腑,从而构成了脏腑阴阳表里相合关系。十二经脉不仅由于相互表里两经的衔接而加强了联系,而且由于相互络属于同一脏腑,使互为表里的一脏一腑在生理功能上相互配合,在病理上互相影响,在治疗上常常相互协同配和。

(三)十二经脉的流注交接次序

十二经脉通过手足阴阳表里经的联接而诸经相传,构成了一个周而复始、如环无端的流注系统。气血通过经脉可至内脏,外达肌表,营运全身,其走向和交接规律是:手三阴经从胸走手,手三阳经从手走头,足三阳经从头走足,足三阴经从足走腹(胸),阴经和互为表里的阳经在手足末端相交,阳经与阳经(同名经)在头面部相交,阴经与阴经在胸部相交,其流注次序见图6-1。

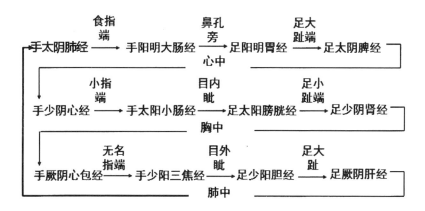

图 6-1 十二经脉流注次序图

（四）十二经别

十二经别是十二正经离、入、出、合的别行部分，是正经别行深入体内的支脉。十二经别多从肘膝关节上下的正经别出（离），经过躯干深入体腔与相关的脏腑联系（入），再浅出于体表上行头项部（出），在头项部，阳经经别合于本经经脉，阴经经别合于相表里的阳经经脉（合），故有"六合"之称。对经别与脏腑的联系渠道及功能的深入理解，对于内脏病的治疗具有重大的意义。

（五）十二经筋

十二经筋是十二经脉所联系的筋肉系统，是十二经脉之气结聚于筋肉关节的外周连属部分。筋：为肉之力也（《说文解字》解释）。经筋的活动有赖于十二经脉气血的濡养和调节。中医学运用整体观作为指导，经筋是对肢体一组动作产生运动的肌肉群功能的概括。

（六）十二皮部

皮部是体表的皮肤按十二经络循行分布而划分的区域。《素问·皮部论》："皮有分部……皮者，脉之部也。""欲知皮部，以经脉为纪者。"十二皮部就是十二经脉及其络脉在皮表的分区，也是十二经脉之气散布所在。《素问·皮部论》："邪客于皮则腠理开，开则邪入客于络脉，络脉满则注于经脉，经脉满则入合于脏腑也。"反之，当机体内脏有病时，亦可以通过经脉、络脉而反映于皮部，因此根据皮部的病理反应则可以推断脏腑病症。

四、奇经八脉

奇经八脉理论在《内经》中有所论及，完善于《难经》。

（一）奇经八脉

奇经八脉是督脉、任脉、冲脉、带脉、阳维脉、阴维脉、阳跷脉、阴跷脉的总称。它们与十二正经不同，既不隶属脏腑，又无表里配合关系。在循行路径上"别道奇行"，除了任脉、督脉以外大多没有特定的循行通道，时而并于十二正经的缝隙分肉之间运行，时而在各正经之间穿行，故称"奇经"。

（二）奇经八脉的功能

《难经·二十七难》："圣人图设沟渠，通利水道，以备不虞。天雨降下，沟渠满溢。"奇经八脉类似于对江河水量具有调节功能的水库、湖泊，可以沟通十二经脉之间的联系，并对十二经气血有蓄积渗灌等调节作用，使十二经气的盛衰变化保持一定的稳定，从而保证人体脏腑气血的正常供应，保证人体的健康状态。

第三节 腧穴

腧穴是人体脏腑经络之气输注于体表的特殊部位，既是疾病的反应点，也是针灸治疗的刺激点。腧：转输、输注，经气转输之意。穴：空隙，经气所居之处。腧穴在《内经》中又称"节""会""气穴""骨空""气府"，后世医家一般称之为"孔穴""穴道""穴位"。

一、"腧""输""俞"均指腧穴，古时三字通用

腧穴：一般为所有穴位的统称；输穴：五输穴或其中之一专称；俞穴：专指脏腑所属的背俞穴。

二、腧穴分类

腧穴分为十四经穴、经外奇穴和阿是穴三类。

三、特定穴

特定穴有五输穴、原穴、络穴、背俞穴、募穴、八会穴、八脉交会穴、郄穴、下合穴、交会穴。

四、原穴

原穴是脏腑原气经过和留止的部位，多位于腕踝关节附近，十二经各有一个原穴，故也称十二原。原穴乃增加自然治愈力之穴。

原穴的主要作用：诊察脏腑经络疾患，治疗脏腑经络疾患。原穴的分布特点：阳经有独立的原穴，而阴经则以输代原。《灵枢·九针十二原》："五藏有疾也，应出十二原，而原各有所出，明知其原，睹其应，而知五藏之害矣"。脏腑有疾，可在相应的原穴处有异常反应，通过诊察、切循、扪按发现其异常反应，以判断脏腑经脉盛衰。经穴电测定、知热感度测定确定脏腑经络虚实。

表 6-1　十二原穴表

经脉（阴经）	原	穴	经脉（阳经）
手太阴肺经	太渊	合谷	手阳明大肠经
手少阴心经	神门	腕骨	手太阳小肠经
手厥阴心包	大陵	阳池	手少阳三焦经
足太阴脾经	太白	冲阳	足阳明胃经
足少阴肾经	太溪	京骨	足太阳膀胱经
足厥阴肝经	太冲	丘墟	足少阳胆经

五、五输穴概念

十二经脉在肘、膝关节以下的井、荥、输、经、合穴，简称"五输穴"，每经5穴，共60穴。

《灵枢·九针十二原》："所出为井，所溜为荥，所注为输，所行为经，所入为合。""所出为井"：指水流之初，形容经脉气血形成初始状态，为经脉原气所出的根本。"所溜为荥"：指水出井泉形成微流，形容经脉气血已形成流注，经脉之气稍大。"所注为输"：指小水流逐渐扩大，形如灌注之状，形容经脉之气流注渐盛。"所行为经"：指水流已经旺盛，形如通畅流行之状，形容经脉之气血流注大盛。"所入为合"：指百川入海，形容经脉之气血越行越深，汇合于脏腑，脉气充盛。五输穴说明经脉之气在每类穴位形成流注输入的状况。提示井、荥、输、经、合每类穴位因排列不同、位置不同、深浅不同，其特殊的功能作用也不同。

五输穴位置：井穴多位于手足之端，荥穴多位于掌指或跖趾关节之前，输穴多位于掌指或跖趾关节之后，经穴多位于腕踝关节附近，合穴多位于肘膝关节附近。

六、络　穴

从本经分出的部位各有一个腧穴，称为络穴，又称十五络穴。

络穴的主要作用：沟通表里两经联系，统属全身络脉输送营卫气血。络穴的分布特点：十二经脉络穴经肘膝以下别出，走向相表里经脉。任脉络穴从鸠尾别出散布腹部，督脉络穴从长强别出散布头部，脾之大络从大包别出散布胸胁。

七、俞穴、募穴总称为俞募穴

俞穴是脏腑经气输注于背部的腧穴，各脏腑各一，共12个。

募穴是脏腑经气结聚于胸腹的腧穴，各脏腑各一，共12个。

俞穴位于腰背部，故称背俞穴。募穴位于胸腹部，故称腹募穴。

第四节　经络诊察

《灵枢·刺节真邪第七十五》："用针者，必先察其经络之实虚，切而循之，按而弹之，视其应动者，乃后取之而下之。"临床中要看十四经循行路线上有无结节、囊肿、膨胀的血络等，同时更要知道任何一条经脉在循行、功能上都直接与其所属的脏腑相联系，间接与其相表里的脏腑相关，又与其邻近或相关的脏腑相联络。

经络诊察常用方法：

一、审视皮肤

审视经络皮肤是否色泽异常,是否有瘀斑、瘀点、丘疹、皮疹、脱屑等表现。有一些疾病发病时,在体表相关部位出现色斑、皮疹、皮下出血或隐疹。如哮喘常在背部肺俞穴或风门、大椎附近色泽变化或有皮疹等变化,有些胃病在膈俞、胃俞、脾俞旁边有色泽或结节压痛等,妇科病或痔疮腰骶部或八髎穴附近有毛细血管膨出或淤堵等变化。有些皮肤上的痈疽疮疖也可以根据其发生的部位,确定病变属于哪一条经络或属于哪一个脏腑。

二、审视浮络

审视浮络就是依靠医生的眼睛来观察患者浅表经脉的变化,即体表的经脉的形状、凸陷和色泽的改变,以判断病变的性质。《灵枢·经脉》:"凡诊络脉,脉色青,则寒且痛,赤则有热。胃中寒,手鱼之络多青矣;胃中有热,鱼际络赤;其暴黑者,留久痹也,其有赤有黑有青者,寒热气也。"

三、按

以拇指或食指、中指、无名指按压经络皮肤,以了解经络情况。如按压胃脘部或中脘穴指下有阻力、发硬提示存在异常。

四、扪

医者用手掌(大鱼际或小鱼际)贴近患者的皮肤,以了解该部位及其深部的寒热、润燥状态。如医者用手掌扪在关元穴部多有发凉,说明此处气血运行较差,下焦寒湿较重。

五、循 推

医者用拇指指尖从患者指(趾)端沿着十二经循行路线的分肉向肘膝关节进行向心循推,或沿督脉线循推,以辨别皮下组织是否异常,如松软、僵硬、胀满、迟钝,据此判断经络是否异常。循推法是经络诊察中最重要的诊断方法。

第五节　十二经的循行、主病及临床应用

一、手太阴肺经循行及主病

肺手太阴之脉，起于中焦，下络大肠，还循胃口，上膈属肺，从肺系横出腋下，下循臑内，行少阴心主之前，下肘中，循臂内上骨下廉，入寸口，上鱼，循鱼际，出大指之端；其支者，从腕后直出次指内廉，出其端（见彩插图 6-2）。

1. **是动病候**《灵枢·经脉》曰："是动则病肺胀满，膨膨而喘咳，缺盆中痛，甚则交两手而瞀，此为臂厥。是主肺所生病者，咳，上气，喘喝，烦心，胸满，臑臂内前廉痛厥，掌中热。气盛有余，则肩背痛，风寒，汗出中风，小便数而欠；气虚，则肩背痛，寒，少气不足以息，溺色变。"本经有了异常变动就会出现下列病症：肺部胀满，膨膨气满、咳嗽，喉咙处疼痛；严重的则交捧着两手，感到胸部烦闷，视觉模糊。此时臂部（上肢内侧前缘）的气血会发生阻逆，出现如厥冷、麻木、疼痛等症。本经所属腧穴能主治有关"肺"方面所发生的病症，如咳嗽，气上逆而不平，喘息气粗，心烦不安，胸部满闷等，在上臂、前臂的内侧前边（经脉所过处）出现酸痛或厥冷，或掌心发热的部位选穴治疗。

2. **络脉病候**《灵枢·经脉》曰："其病实，则手锐掌热；虚，则欠㰦，小便遗数。"此络脉病候分为虚实两证：实证为手掌发热；虚证为呵欠，气短，或尿频、遗尿等。

3. **经筋病候**《灵枢·经筋》曰："其病当所过者支转筋痛，甚成息贲，胁急吐血。"经筋循行部位出现僵滞、痉挛、酸痛、胁肋拘急，上逆吐血。

临床示例：

咽喉疼痛在大拇指少商放血，疼痛马上减轻。大拇指、鱼际都属于肺，如果手掌这一部分发青，就是肺寒的缘故。常见小朋友很容易得扁桃体肥大或发炎就可以在鱼际或少商用三棱针点刺出血，从鱼际往大拇指方向推，把

瘀血挤出来 3~5 滴就好了。秋天很多人都会嗓子痛，也可以这样做。

肺与大肠相表里，就是因为它们的经络是相通的，中医叫作"相互络属"。人在大便的时候就得憋气使劲，肺气推动大肠的气，使大便排出来，临床上有一部分大便解不下来实际上是肺气虚了。如果大便变得非常细了，是心肺气都虚了；如痔疮，在孔最穴处或孔最穴周围有异常。问二便，实际上是来看心肺的虚实。

如痔疮，在孔最穴处或孔最穴周围有压痛、结节或颗粒样物质。

现代人喜欢养生：摇动大拇指就是在摇动肺经。现在有些老人就做手指操，手来回活动，这样可以让井荥输穴都动起来，所以没事活动活动手指就很好。

肺经循行时间是寅时（3~5 时），原穴太渊，络穴列缺，输穴太渊。

元气是先天之本，通过三焦输布全身，推动五脏六腑的运转，是人体活动的原动力。元气在五脏六腑的输注、经过、留止的腧穴是原穴，在十二正经的腕踝关节处各有一个原穴。《难经·六十六难》："五脏六腑之有病者，皆取其原也。"原穴具有虚可补，实可泻的双向调节功能。

肺经原穴：太渊。主治：咳嗽、气喘、咳血、咽喉肿痛、胸痛、心悸、腕臂痛。现多用于治疗感冒、咳嗽、支气管炎、百日咳、肺结核、心绞痛、肋间神经痛、无脉证、腕关节疼痛及周围软组织疾患。可灸。配伍：列缺、孔最有疏风解表、宣肺止咳的作用，主治咳嗽、气喘、胸背痛；配内关、冲阳、三阴交，有益心通阳、祛瘀通脉的作用，主治无脉症。《千金方》："唾血振寒，嗌干、太渊主之。"《金鉴》："主治牙齿疼痛，手腕无力疼痛及咳嗽风痰，偏正头痛等症。"

二、手阳明大肠经循行及主病

大肠手阳明之脉，起于大指次指之端，循指上廉，出合谷两骨之间，上入两筋之中，循臂上廉，入肘外廉，上臑前外廉，上肩，出髃骨之前廉，上出于柱骨之会上，下入缺盆，络肺，下膈，属大肠；其支者，从缺盆上颈，贯颊，下入齿中，还出挟口，交人中，左之右，右之左，上挟鼻孔（见彩插 图 6-3）。

1. 是动病候:《灵枢·经脉》曰:"是动则病齿痛,颈肿。是主津液所生病者,目黄,口干,鼽衄,喉痹,肩前臑痛,大指次指痛不用,气有余则当脉所过者热肿,虚则寒栗不复。"手阳明大肠经疾病者,主要反应在头、面、耳、鼻、喉及热病,有下列病候:口干,鼻塞,衄血,齿痛,颈肿,喉痹,面痒、面瘫、眼珠发黄,肩前、臂及食指痛,经脉所过处热肿或寒冷或发寒颤抖,肠绞痛,肠鸣、泄泻。

2. 络脉病候《灵枢·经脉》曰:"实则龋,聋;虚则齿寒,痹隔。"

3. 经筋病候《灵枢·经筋》:"其病当所过者支痛及转筋,肩不可举,颈不可左右视。"

消化系统疾病:慢性结肠炎、痔疮。

面部疾病:面瘫、面部肌肉痉挛。

其他:中风后遗症、网球肘、耳闭。

临床示例:

退热:强刺激曲池穴,配合商阳放血能有效地控制扁桃体炎、支气管炎、肺炎等引起的高热;配合复溜、三阴交能有效改善各种机能状态失调造成的低热。

颈椎病、偏瘫:合适角度针刺曲池穴,可使针感传至拇指、食指部位,能有效缓解颈椎病所致的拇指、食指麻木不仁,并促进脑血管病导致拇指、食指不用。

四总穴歌:面口合谷收。

三、足阳明胃经循行及主病

胃足阳明之脉,起于鼻之交頞中,旁纳太阳之脉,下循鼻外,入上齿中,还出挟口,环唇,下交承浆,却循颐后下廉,出大迎,循颊车,上耳前,过客主人,循发际,至额颅;其支者,从大迎前下人迎,循喉咙,入缺盆,下膈,属胃,络脾;其直者,从缺盆下乳内廉,下挟脐,入气街中;其支者,起于胃口,下循腹里,下至气街中而合,以下髀关,抵伏兔,下膝膑中,下循胫外廉,下足跗,入中指内间;其支者,下膝三寸而别,下入中指外间;其支者，别跗上，入大趾间，出其端（见彩插 图6-4）。

1. 是动病候《灵枢·经脉》曰："洒洒振寒，善呻，数欠，颜黑，病至则恶人与火，闻木声则惕然而惊，心欲动，独闭户塞牖而处。甚则欲上登高而歌，弃衣而走，贲响腹胀，是为骭厥。是主血所生病者：狂疟，温淫，汗出，鼽衄，口㖞，唇胗，颈肿，喉痹，大腹水肿，膝膑肿痛，循膺乳、气街、股、伏兔、骭外廉、足跗上皆痛，中趾不用。气盛则身以前皆热，其有余于胃，则消谷善饥，溺色黄。气不足则身以前皆寒栗，胃中寒则胀满。"

2. 络病病候《灵枢·经脉》曰："其病气逆则喉痹卒喑。实，则狂癫；虚则足不收，胫枯。"

3. 经筋病候《灵枢·经筋》曰："其病足中指支胫转筋，脚跳坚，伏兔转筋，髀前肿，㿉疝，腹筋急，引缺盆及颊，卒口僻，急者目不合，热则筋纵，目不开。颊筋有寒，则急引颊移口；有热，则筋弛纵，缓不胜收，故僻。"（妇女腹股沟疼痛，盆腔脏器韧带松弛，既有松弛下坠症状，也有肌腱韧带发生痉挛抽搐症状，依据阳明经和带脉的关系，可以取内庭施治。）

临床示例：

1. 抑郁、焦虑症：一般医生多考虑心经、督脉、心包经的问题，通过经络病候表现，医者也要考虑阳明经的问题，如：冲阳治疗登高而歌，丰隆治善笑。

2. 打哈欠：善伸数欠、颜黑，病因是"木克土"（肝气犯胃），肝经的气过强，压制了脾胃，脾胃要想舒张，只有靠打哈欠这样的身体动作来帮助气机的舒展。

3. 胃病：有一个症状表现"闻木声则惕然而惊"，就是害怕"木克土"，因为脾胃已经大伤，所以害怕听到关门和敲桌子的声音。还有一个表现"独闭户塞牖而处"，这种人回到家就有一个习惯，关窗户、挂窗帘、锁门、关灯等等，"恶人与火"，害怕光，讨厌与人接触，这些都是胃病，从胃去调理就好了。这些也是忧郁症的表现，有一些人强调自己多么开朗、其实他们内在很郁闷，当胃病发展到严重的时候就会是精神病，登高而歌，弃衣而走，所以精神病也要从胃来治。

4. 口吐涎沫而叫者，虫痛。吐水不心痛者，胃冷。吐泻昏睡而露睛者，虚热。吐泻昏睡而不露睛者，实热。身热不饮水，表热，亦属虚热。吐沫及痰白、绿水，虚寒。频食善饥者，实火。善饥少餐者，虚火。狂厥气逆者，宿垢未清。咳噫嗳气，积热。口秽唇肿者，热盛宜下。

胃经原穴：冲阳。主治：上齿痛、足背红肿、口眼歪斜、足痿。现多用齿龈炎、癫痫、脉管炎等。配伍：配足三里、仆参、飞扬、复溜、完骨，有补益气血、润养经筋的作用，主治足痿失履不收；配丰隆，有豁痰宁神的作用，主治狂妄行走，登高而歌，弃衣而走。《甲乙经》："善啮颊齿唇，热病汗不出，口中热痛，冲阳主之；胃脘痛，时寒热，皆主之。"《铜人》："偏风口眼㖞斜，肘肿。"

四、脾足太阴经循行及主病

脾足太阴之脉，起于大趾之端，循趾内侧白肉际，过核骨后，上内踝前廉，上腨内，循胫骨后，交出厥阴之前，上膝股内前廉，入腹，属脾，络胃，上膈，挟咽，连舌本，散舌下。其支者：复从胃，别上膈，注心中（脾之大络，名曰大包，出渊腋下三寸，布胸胁）（见彩插 图6-5）。

1. 是动病候《灵枢·经脉》曰："是动则病舌本强，食则呕，胃脘痛，腹胀，善噫，得后与气则快然如衰，身体皆重。是主脾所生病者：舌本痛，体不能动摇，食不下，烦心，心下急痛、溏、瘕泄，水闭，黄疸，不能卧，强立，股膝内肿厥，足大指不用。"

2. 络脉病候《灵枢·经脉》曰："厥气上逆则霍乱。实，则腹中切痛；虚，则鼓胀。"

3. 经筋病候《灵枢·经筋》曰："其病足大指支内踝痛，转筋痛，膝内辅骨痛，阴股引髀而痛，阴器纽痛，上引脐两胁痛，引膺中，脊内痛。"

临床示例：

1. 爱打哈欠：善伸数欠、颜黑。病因是"木克土"（肝气犯胃），就是说肝经的气过强，压制了脾胃，脾胃要想舒张，只有靠打哈欠这样的身体动作来帮助气机的舒展。

2. 弄舌者，脾热。脘腹胀气、口淡、虚胖、头如裹、脚浮肿、便溏、湿重等。皆从脾经调治。

3. 调经止血：艾灸，每次在月经前3天开始治疗，每日1次，7天为一疗程。

4. 健脾止泻：针补隐白、脾俞、胃俞、足三里、中脘、天枢，行平补平泻手法。

5. 口疮舌疮：隐白穴放血，每次30滴，每日一次。

6. 腹直肌痛：痛点快针刺，针刺隐白、太白，即刻止痛作用。

脾经原穴：太白。主治：胃痛、腹胀、便秘、痢疾、吐泻、身重、脚气。现多用于急慢性胃炎、急性胃肠炎、神经性呕吐、消化不良、胃痉挛等，可灸。配伍：公孙、大肠俞、三焦俞，有清利湿热的作用，主治肠鸣、腹泻；配复溜、足三里，有和胃调中的作用，主治腹胀。《甲乙经》："热病，满闷不得卧，太白主之；胸胁胀，肠鸣切痛，太白主之；身重骨酸，不相知，太白主之。"《千金方》："头痛寒热，汗出不恶寒；膝股肿，酸转筋。"《金鉴》："太白、丰隆二穴，应刺之症，即身重、倦怠、面黄、舌强而疼、腹满时时作痛，或吐或泄，善饥不欲食，皆脾胃经病也。"

五、手少阴心经循行及主病

心手少阴之脉，起于心中，出属心系，下膈，络小肠。其支者：从心系，上挟咽，系目系；其直者，复从心系，却上肺，下出腋下，下循臑内后廉，行太阴、心主之后，下肘内，循臂内后廉，抵掌后锐骨之端，入掌内后廉，循小指之内，出其端（见彩插 图6-6）。

1. 是动则病《灵枢·经脉》曰："嗌干，心痛、渴而欲饮，是为臂厥。是主心所生病者，目黄，胁痛，臑臂内后廉痛、厥，掌中热。"

2. 络脉病候《灵枢·经脉》曰："其实，则支膈；虚，则不能言。"

3. 经筋病候《灵枢·经筋》曰："其病内急，心承伏梁，下为肘网。其病当所过者支转筋，筋痛。"

临床示例

1. 烦：是心病，是心经的问题。

2. 舌下静脉：舌下是一个较为特殊的部位，舌下络脉是指舌下纵行的两根主静脉，正常的情况下舌下静脉应是淡紫色，呈半充盈状态，基本不见分支。通舌下的经络有心经、心包经、肾经和脾经。因此舌下静脉应该可以反映心、心包、肾和脾的功能状态。当舌下静脉呈现深紫色、充盈提示心包经有郁热，或心经有火毒。当舌下静脉色淡或呈现暗蓝色时，充盈程度差，出现干瘪，则提示肾亏，这时不能放血，一般采用艾灸神阙、气海、足三里等穴温补益气。

临床上，心绞痛患者含服硝酸甘油，用经络理论可以解释舌下含服硝酸甘油可以很快缓解心绞痛，是因为心经的循行通路连于舌下，药物可以通过这个通路快速起效。

3. 阵发性心慌：过累后出现早搏，有胸闷，常做恐惧梦，病变多在少阴经。心慌、心率不齐，常取手少阴经合穴少海（少海穴有宁心安神作用，能治疗恐惧梦），再加上背俞穴心俞，心肌炎应属于手厥阴经病。

心经原穴：神门。主治：心痛、心烦、怔忡、健忘、不寐、癫狂、痴呆、胁痛、掌中热、目黄。现多用于无脉证、神经衰弱、心绞痛、癔病、舌骨肌麻痹、产后失血、淋巴腺炎、扁桃体炎。可灸。配伍：支正为原络配穴，有益气、养心安神的作用，主治心神失养、健忘失眠、无脉证；配大椎、丰隆有醒脑安神、豁痰开窍的作用，主治癫狂、痫证。配关元、中极有安神益肾的作用，主治遗尿、遗精。《甲乙经》："遗尿，关门及神门、委中主之。"《铜人》："治疟心烦。"《大成》："主心性痴呆，健忘。"

六、手太阳小肠经循行及主病

小肠手太阳之脉，起于小指之端，循手外侧上腕，出踝中，直上循臂骨下廉，出肘内侧两骨之间，上循臑外后廉，出肩解，绕肩胛，交肩上，入缺盆，络心，循咽，下膈，抵胃，属小肠；其支者，从缺盆循颈，上颊，至目锐眦，却入耳中。其支者：别颊上䪼，抵鼻，至目内眦（见彩插 图6-7）。

1. 是动则病《灵枢·经脉》曰："是动则病嗌痛，颔肿，不可以顾，肩似拔，臑似折。是主液所生病者，耳聋、目黄、颊肿，颈、颔、肩、臑、肘、臂外后廉痛。"

2. 络脉主病《灵枢·经脉》曰："实，则节弛肘废；虚，则生疣，小者如指痂疥。"

3. 经筋主病《灵枢·经筋》曰："其病小指支肘内锐骨后廉痛，循臂阴入腋下，腋下痛，腋后廉痛，绕肩胛引颈而痛，应耳中鸣，痛引颔，目瞑良久乃能视。颈筋急，则为筋瘘、颈肿。"

现代常见病候：颈椎病、腰痛、肩背痛；耳闭、耳聋、耳鸣等。

临床示例：
肩周炎或肩周围受寒，皆可从小肠经治疗。

小肠经原穴： 腕骨。主治热病无汗、头痛、项强、指挛腕痛、黄疸。现多用于口腔炎、糖尿病。可灸。配通里为原络配穴，有清热安神、定惊的作用，主治高热、惊风；配太冲、阳陵泉，有清肝利胆的作用，主治黄疸、胁痛、胆囊炎；配足三里、三阴交，有健脾滋阴增液的作用，主消渴。《甲乙经》："消渴，腕骨主之。"《针灸大成》："主头痛、惊风。"《金鉴》："主治臂腕五指疼痛。"

七、足太阳膀胱经循行及主病

膀胱足太阳之脉，起于目内眦，上额，交巅；其支者；从巅至耳上角；其支者，从巅入络脑，还出别下项，循肩髆内，夹脊抵腰中，入循膂，络肾，属膀胱；其支者，从腰中，下夹脊，贯臀，入腘中；其支者，从髆内左右别下贯胛，夹脊内，过髀枢，循髀外后廉下合腘中，以下贯踹内，出外踝之后，循京骨至小趾外侧（见彩插 图6-8）。

1. 是动则病《灵枢·经脉》曰："是动则病冲头痛，目似脱，项如拔，脊痛，腰似折，髀不可以曲，腘如结，踹如裂，是为踝厥。是主筋所生病者：痔、疟、狂、癫疾，头囟项痛，目黄、泪出，鼽衄，项、背、腰、尻、腘、踹、脚皆痛，小趾不用。"

2. 络脉主病《灵枢·经脉》曰："实则鼻窒，头背痛；虚则鼽衄。"

3. 经筋主病《灵枢·经筋》曰:"其病小指支跟肿痛,腘挛,脊反折,项筋急,肩不举。腋支缺盆中纽痛,不可左右摇。"

临床示例:

主筋所生病,人体的筋脉是靠"液"来滋润的,"液"是营养丰富、质地黏稠、具有滋养作用的一种物质。液不足则筋就不能发挥它柔韧有力的特性,所以液不足就会出现腰酸、背痛、腿抽筋等症状,这些都是因为"液"的濡养功能出了问题。

现代常见于颈、胸、腰、腿、坐骨神经、盆腔病、泌尿结石、痔疮。

膀胱经原穴: 京骨。主治:头痛、项强、腰腿痛、痫证。现多用于小儿惊风、神经性头痛等。配伍:配风池、天柱,有祛风舒筋止痛的作用,主治头痛,项强。《甲乙经》:"癫疾,狂妄行,振寒。"《圣惠方》:"善惊悸,不欲食,腿膝胫痿。"《循经》:"寒湿脚气,两足燥裂,或湿痒生疮。"

足太阳膀胱经经证:小便不通,腹痛、谓盘肠痈,葱白煎汤熨脐,小便利,痛止。其不痛而寒热者,在上腹为索泽,在下腹为癥疝。卒然淋闭作楚者,湿热;泻痢频而溲闭者,湿火。病后溲短者,气虚;渴频溺短者,精不足。便后即结白翳者,五痔。溺血者,血虚;尿深黄色,久则尿血,脐反出,下体肿。

八、足少阴肾经循行及主病

肾足少阴之脉,起于小指之下,邪走足心,出于然骨之下,循内踝之后,别入跟中,以上腨内,出腘内廉,上股内后廉,贯脊属肾,络膀胱;其直者,从肾上贯肝、膈,入肺中,循喉咙,挟舌本;其支者,从肺出,络心,注胸中(见彩插 图6-9)。

1. 是动则病《灵枢·经脉》曰:"是动则病饥不欲食,面如漆柴,咳唾则有血,喝喝而喘,坐而欲起,目䀮䀮如无所见,心如悬若饥状。气不足则善恐,心惕惕如人将捕之,是为骨厥。是主肾所生病者,口热,舌干,咽肿,上气,嗌干及痛,烦心,心痛,黄疸,肠澼,脊股内后廉痛,痿厥,嗜卧,足下热而痛。"

2. **络脉病候**《灵枢·经脉》曰:"其病气逆则烦闷,实则闭癃,虚则腰痛。"

3. **经筋病候**《灵枢·经筋》曰:"其病足下转筋,及所过而结者皆痛及转筋。病在此者,主痫瘛及痉,在外者不能俯,在内者不能仰。故阳病者,腰反折不能俯;阴病者,不能仰。"

临床示例:

1. **"躁"**:就是躁动不安,"躁"从足,就是乱动,现在小孩的多动症,实际上是肾病,是少阴肾的收敛功能不足,其精不足,伸舌头、舌头乱动,手乱动,不停的摸索东西,做事不专注,这是肾寒造成的。

2. **"心惕惕如人将捕之"**:有这样的病人总是提心吊胆,老觉得有人要抓他,这是精不足了,补足肾精病就会好。小孩天不怕,地不怕,就是因为精足。

肾经井穴:涌泉,在涌泉贴足贴治疗呃逆。

肾经原穴:太溪。主治:咽喉干燥、齿痛、耳聋、头晕、咳血、气喘、消渴、月经不调、不寐、遗精、阳痿、小便频数、腰脊痛。现多用于支气管哮喘,肾炎,膀胱炎,慢性喉炎,神经衰弱,贫血,下肢瘫痪等。配伍:配少泽,有滋肾阴、清虚热的作用,主治咽喉炎,齿痛;配飞扬,为原络配穴法,有滋补肾的作用,主治头痛目眩;配肾俞、志室,有温肾壮阳的作用,主治遗精、阳痿、肾虚腰痛等。《甲乙经》:"热病烦心,足寒清,多汗。"《大成》:"主久疟咳逆,心痛如锥刺,心脉沉,手足寒至节。"《金鉴》:"消渴,房劳,妇人水蛊,胸胁胀满。"

九、手厥阴心包经循行及主病

心主手厥阴心包络之脉,起于胸中,出属心包络,下膈,历络三焦;其支者,循胸出胁,下腋三寸,上抵腋下,循臑内,行太阴、少阴之间,入肘中,下臂,行两筋之间,入掌中,循中指,出其端;其支者:别掌中,循小指次指,出其端(见彩插 图6-10)。

1. **是动则病**《灵枢·经脉》曰:"是动则病手心热,臂肘挛急,腋肿,甚则胸胁支满,心中憺憺大动,面赤,目黄,喜笑不休。是主脉所生病者:烦心,心痛,掌中热。"

2. 络脉病候《灵枢·经脉》曰:"其病实则心痛,虚则为头强。"

3. 经筋病候《灵枢·经筋》曰:"其病当所过者支转筋痛,甚成息贲,胁急吐血。"经筋循行部位出现僵滞、痉挛、酸痛、胁肋拘急、上逆吐血。

常见病候:多梦易醒,心烦,口干,神经衰弱。

临床应用:

腕管综合症:是最常见的周围神经卡压性疾患,也是手外科医生最常进行手术治疗的疾患。腕管综合症的病理基础是正中神经在腕部的腕管内受卡压,其发病率在美国约为0.4%,在我国尚无明确统计。腕管是一个由腕骨和屈肌支持带组成的骨纤维管道,正中神经和屈肌腱由腕管内通过(屈拇长肌腱,4条屈指浅肌腱,4条屈指深肌腱)。

无论是腕管内的内容物增加,还是腕管容积减小,都可以导致腕管内压力增高。在生活中,腕部外伤、骨折、脱位、扭伤或劳损等原因都会导致腕横韧带增厚,管内肌腱肿胀,或腕骨退变增生,使管腔内容积缩小,从而压迫正中神经,使得手指出现麻木无力为主的情况。腕管综合症主要还是与慢性损伤有关,手及腕劳动强度大时容易发病,如长时间用鼠标或打字等。

常见症状包括正中神经支配其拇指、食指、中指或环指桡侧感觉异常或麻木。夜间手指麻木很多时候是腕管综合症的首发症状,许多患者均有夜间手指麻醒的经历。部分患者早期只感到中指或环指指尖麻木不适,而到后期才感觉拇指、食指、中指和环指桡侧半均出现麻木不适。某些患者也会有前臂甚至整个上肢的麻木或感觉异常,甚至感觉这些症状为主要不适。随着病情加重,患者可出现明确的手指感觉减退或消失。患者可出现大鱼际最桡侧肌肉萎缩,拇指不灵活,与其他手指对捏的力量下降甚至不能完成对捏动作。

针灸治疗腕管综合症,主要是松解释放卡压的神经,取穴大陵,一般针刺后几分钟疼痛即可减轻。

心包经原穴:大陵。主治;心痛、心悸、胃痛、呕吐、癫狂、胸闷、胁痛、惊悸、失眠、烦躁、口臭。现多用于心动过速,胃炎、扁桃体炎,精神分裂症,腕关节及周围组织疾患等。配伍:配神门、列缺,有舒畅经筋、通经活络的作用，主治腕下垂；配心俞、膈俞，有通心络、去瘀血的作用，主治心血瘀阻之心悸；配丰隆、太冲，有疏肝理气、化痰醒脑的作用，主治气郁痰结型之癫狂。《甲乙经》："两手挛不收伸，及腋偏枯不仁，手瘛偏小筋急，大陵主之。"《千金方》："主目赤，小便如血。"《铜人》："治热病汗不出，臂挛腋肿，善笑不休，心悬善饥，喜悲泣惊恐。"《大成》："短气，大陵、尺泽。"

十、手少阳三焦经循行及主病

三焦手少阳之脉，起于小指次指之端，上出两指之间，循手表腕，出臂外两骨之间，上贯肘，循臑外，上肩，而交出足少阳之后，入缺盆，布膻中，散络心包，下膈，遍属三焦；其支者，从膻中，上出缺盆，上项，系耳后，直上出耳上角，以屈下颊至䪼；其支者，从耳后入耳中，出走耳前，过客主人前，交颊，至目锐眦（见彩插 图 6-11）。

1. 是动则病《灵枢·经脉》曰："是动则病耳聋，浑浑焞焞，嗌肿，喉痹。是主气所生病者：汗出，目锐眦痛，颊痛，耳后、肩、臑、肘、臂外皆痛，小指次指不用。"

2. 络脉病候《灵枢·经脉》曰："病实则肘挛；虚则不收。"

3. 经筋病候《灵枢·经筋》曰："其病当所过者，即支转筋，舌卷。"

临床应用：

临床上见过由于脑出血为舌向上卷而不能伸直的病人。可选择手少阳三焦经的穴位针刺。

三焦经原穴：阳池。主治：肩臂痛、腕痛、疟疾、耳聋、消渴。现多用于腕关节炎、风湿热、糖尿病等。可灸。配伍：配外关、曲池，有行气活血、舒筋通络的作用，主治前臂痉挛或麻痹；配少商、廉泉，有清热通络利咽的作用，主治咽喉肿痛；配脾俞、太溪，有疏调三焦、养阴润燥的作用，主治糖尿病。《甲乙经》："肩痛不能自举，汗不出颈痛，阳池主之。"《外台》："治寒热痎疟，肩痛不能自举，汗不出，颈肿。"《图翼》："主治消渴口干烦闷，寒热疟，或因折伤，手腕提物不得，臂不能举。"

十一、足少阳胆经循行及主病

胆足少阳之脉,起于目锐眦,上抵头角,下耳后,循颈,行手少阳之前,至肩上,却交出手少阳之后,入缺盆。其支者:从耳后入耳中,出走耳前,至目锐眦后;其支者,别锐眦,下大迎,合于手少阳,抵于䪼下,加颊车,下颈,合缺盆,以下胸中,贯膈,络肝、属胆,循胁里,出气街,绕毛际,横入髀厌中;其直者,从缺盆下腋,循胸,过季胁,下合髀厌中,以下循髀阳,出膝外廉,下外辅骨之前,直下抵绝骨之端,下出外踝之前,循足跗上,入小趾次趾之间;其支者,别跗上,入大趾之间,循大趾歧骨内,出其端,还贯爪甲,出三毛(见彩插 图6-12)。

1. 是动则病《灵枢·经脉》:"是动则病口苦,善太息,心胁痛,不能转侧,甚则面微有尘,体无膏泽,足外反热,是为阳厥。是主骨所生病者:头痛、颔痛,目锐眦痛,缺盆中肿痛,腋下肿,马刀侠瘿,汗出振寒,疟,胸、胁、肋、髀、膝外至胫、绝骨、外踝前及诸节皆痛,小趾次趾不用。"

2. 络脉病候《灵枢·经脉》曰:"实则厥,虚则痿躄,坐不能起。"

3. 经筋病候《灵枢·经筋》曰:"其病小指次指支转筋,引膝外转筋,膝不可屈伸,腘筋急,前引髀,后引尻,即上乘䏚季胁痛,上引缺盆膺乳,颈维筋急,从左之右,右目不开,上过右角,并𫏋脉而行,左络于右,故伤左角,右足不用,命曰维筋相交。"其中维筋即维系左右平衡之筋,所以某些平衡失调的病症应考虑选足少阳经筋治疗。

临床示例:

耳鸣、耳聋、胆结石、坐骨神经痛、少阳经头项痛。

早晨起不来,就是体内的阳气不足,那就按摩身体上的穴位,拍拍胆经就好多了。

胆经原穴:丘墟。主治:颈项痛、腋下肿,胸胁痛,呕吐、嗳酸、下肢痿痹,外踝肿痛,疟疾。现多用于胆囊炎等。配伍:配风池、太冲,有清肝明目的作用,主治目赤肿痛;配昆仑、申脉,有通经活络消肿止痛的作用,主治外踝肿痛;配阳陵泉、期门,有疏肝利胆的作用,主治胆囊炎。《甲乙经》:"目视不明,振寒,目翳,瞳子不见,腰两胁痛,脚酸转筋,丘墟主之。"《千金方》:"主胸痛如刺。主脚急肿痛,战掉不能久立。跗筋脚挛。"《大成》:"胁痛,针丘墟、中渎。"《图翼》:"主治胸胁满痛不得息,寒热,目生翳膜,颈肿,久疟振寒,痿厥,腰腿酸痛。髀枢中痛,转筋足胫偏细,小腹坚卒疝。"

十二、足厥阴肝经循行及主病

肝足厥阴之脉,起于大趾丛毛之际,上循足跗上廉,去内踝一寸,上踝八寸,交出太阴之后,上腘内廉,循股入阴毛中,过阴器,抵小腹,挟胃,属肝,络胆,上贯膈,布胁肋,循喉咙之后,上入颃颡,连目系,上出额,与督脉会于巅;其支者,从目系,下颊里,环唇内;其支者,复从肝,别贯膈,上注肺(见彩插 图6-13)。

1. 是动则病候《灵枢·经脉》:"是动则病腰痛不可以俯仰,丈夫㿉疝,妇人少腹肿,甚则嗌干,面尘脱色。是主肝所生病者,胸满,呕逆,飧泄,狐疝,遗溺,闭癃。"

2. 络脉病候《灵枢·经脉》:"其病气逆则睾肿卒疝,实则挺长,虚则暴痒。"

3. 经筋病候《灵枢·经筋》曰:"其病足大指支内踝之前痛,内辅痛,阴股痛,转筋,阴器不用,伤于内则不起,伤于寒则阴缩入,伤于热则纵挺不收。"

临床应用:
月经不调,前列腺增生,甲状腺功能减退,乳腺增生,口干口苦等。

肝经原穴: 太冲。主治头痛、眩晕、失眠、目赤肿痛、郁证、小儿惊风、口歪、胁痛、崩漏、疝气、小便不利、癃证、内踝前缘痛。现多用于高血压、尿路感染、乳腺炎、精神分裂证等。可灸。配伍:配合谷,称为四关穴,有镇惊安神、平肝熄风的作用,主治头痛、眩晕、小儿惊风、高血压;配足三里、中封,有舒筋活络的作用,主治行步艰难;配气海、急脉,有疏肝理气的作用,主治疝气。《甲乙经》:"痉互引善惊,太冲主之。"《千金方》:"主黄疸,热中喜渴。"《铜人》:"治胸胁支满,足寒大便难,呕血,女子漏血不止,小儿卒疝呕逆。"《大成》:"女人漏下不止,太冲、三阴交。"《金鉴》:"主治急慢惊风，羊痫风证，及咽喉疼痛，心胸胀满，寒湿脚气，行痛步难，小腹疝气，偏坠疼痛，两目昏暗等证。"

第六节 奇经八脉

一、督脉循行及主病

"督脉者，起于少腹以下骨中央，女子入系廷孔，其孔溺孔之端也。其络循阴器，合篡间，绕篡后，别绕臀，至少阴与巨阳中络者，合少阴上股内后廉，贯脊属肾。与太阳起于目内眦，上额交巅，上入络脑，还出别下项，循肩髆，内侠脊抵腰中，入循膂络肾。其男子循茎下至篡，与女子等。其少腹直上者，贯脐中央，上贯心，入喉，上颐环唇，上系两目之中。"

督脉起于小腹内胞宫，下出会阴部；向后行于腰背正中至尾骶部的长强穴，沿脊柱上行，经项后部至风府穴，进入脑内，沿头部正中线，上行至巅顶百会穴，经前额下行鼻柱至鼻尖的素髎穴，过人中，至上齿正中的龈交穴（见彩插 图 6-14）。

第一支，与冲、任二脉同起于胞中，出于会阴部，在尾骨端与足少阴肾经、足太阳膀胱经的脉气会合，贯脊，属肾。

第二支，从小腹直上贯脐，向上贯心，至咽喉与冲、任二脉相会合，到下颌部，环绕口唇，至两目下中央。

第三支，与足太阳膀胱经同起于眼内角，上行至前额，于巅顶交会，入络于脑，再别出下项，沿肩胛骨内，脊柱两旁，到达腰中，进入脊柱两侧的肌肉，与肾脏相联络。

（一）主病

《灵枢·海论》："髓海不足，则脑转耳鸣，胫酸眩冒，目无所见，懈怠安卧。"

《素问·骨空论》："督脉为病，脊强反折。"

临床上治疗：强直性脊柱炎。现在这种病年轻人特别多，强直性脊柱炎发病期一般在十七八岁，男子二八十六岁，如果在这个时期没有把握住思想和生活理念，肾精外泄过度，就会造成强直性脊柱炎。所以一定要让发育期的孩子多运动，多学习，别想淫欲之事，否则很容易得强制性脊柱炎。

女子的月经就跟任脉、督脉、冲脉有关，任脉是阴脉，督脉是阳脉，阴阳相结合才可以来月经，单纯的一条不来月经，月经病就是治任、督、冲三条经。

（二）临床常见病症

督脉的病候主要关于头脑、五官、脊髓及四肢的见症：眩晕耳鸣、头重、头风、目风、脊强反折、腰脊强痛、癫痫。

督脉长于胞中，由会阴到长强，循背到大椎，上到风府入于脑与任脉会合，任督二脉就像一条绳索一样绕着人的身体转一圈，循环一周为三个月，所以中医往往让内分泌失调的女性吃中药三个月、六个月或九个月。这样三个月一个周期调理我们的任督二脉。督脉属于阳脉之海，连接着手三阳、足三阳：小肠经、大肠经、三焦经、胆经、胃经、膀胱经，督脉长于胞中与人体六腑所相连，循环全身。当督脉不通，气血循环不畅，就会造成六腑功能下降。如胆功能下降的人就会背痛；胆囊有炎症两年以上的人内眼角、鼻梁两边就会长斑；肾功能下降的人腰两边也痛，包括慢性肾炎的人。

子宫后位的人腰椎痛，子宫下垂严重的人腰椎酸痛，胃就会不舒服，偶尔胃胀、恶心，以为得了慢性胃炎，吃了很多药还是不舒服，其实不是胃的事而是胃没在胃的位置上。盆腔炎严重的人前面肚子痛、后面腰痛。盆腔炎刚开始是肚子下坠，附件区有点痛，时间长了肚子痛、腰也痛，这个时候盆腔炎就严重了。

督脉不通，气血循环不畅，颈椎有点发僵，时间长了，就是颈椎痛，严重者带着肩周炎，偶尔头痛头晕。督脉起传导作用，颈椎病、肩周炎的女性就十天半月会没有性欲，会用知识正确保护自己，我们的六腑功能的下降也就是督脉不通有关。

（三）诸阳之会——大椎穴

【定位】后正中线，第7颈椎棘突下凹陷中。

【操作】斜刺0.5~1寸，可灸可放血。

1. 疟疾：针刺大椎后并放血，可明显减少发作次数和发作时程度。

2. 慢性咽炎：大椎与咽部相对，能够治疗咽喉部疾患。大椎刺络拔罐，具有通关利窍、调和气血、散结通络之作用，可以有效地缓解咽部症状。

3. 从大椎穴进入的"寒湿"容易引起我们的颈肩酸痛、肩周炎、颈椎病、头晕头痛、失眠多梦。

二、任脉循行及主病

"任脉者，起于中极之下，以下毛际，循腹里，上关元，至咽喉，上颐，循面入目。"

任脉起于胞中，下出于会阴，经阴阜，沿腹部正中线上行，经咽喉部（天突穴），到达下唇内，左右分行，环绕口唇，交会于督脉之龈交穴，再分别通过鼻翼两旁，上至眼眶下（承泣穴），交于足阳明经（见彩插 图6-15）。

（一）主病

《素问·骨空论》："任脉为病，男子内结（腹内结滞不通畅，凡疝气、阴部肿痛、积聚、痞块、小便不利或遗尿、痔疾等均属此类）、七疝（七种疝病合称，冲疝、狐疝、厥疝、瘕疝、㿗疝、癞疝、㿉疝），女子带下、瘕聚。其女子不孕、癃、痔、遗溺、嗌干。"

《灵枢·经脉》："实则腹皮痛，虚则痒搔（络脉病）。"

任脉的病候主要关于下腹部、男女生殖器官及咽喉部的见症，如疝气、带下、癥瘕、不孕、少腹痛、阴中痛等。

任脉：起于胞宫，包围着女性的子宫和软组织部位，直线上升，经肚脐的神阙穴到腹腔，到咽喉，到承浆，连接脉络绕嘴唇一圈于面部。任脉属于阴脉之海，连接着人体的手三阴、足三阴，也就是六条阴经：心经、心包经、肝经、肺经、脾经、肾经。任脉长于胞中，与五脏相连，循环全身。

当一个人气血亏虚了，气血循环不畅，任脉不通或血液里有毒素了，就会导致五脏六腑功能慢慢下降：刚开始心率不齐、胸闷气短、心慌，时间长了心火旺的人就会舌尖上长红刺长溃疡；心理压力大的人眉心就会长痘痘，影响肝功能后眼睛开始雾、干涩、看不清、痒、老花眼等；肝有炎症时眼睛周围就会长斑，肝阳虚的人眼睛上鼓，肝阴虚的人眼睛内凹。所以当你眼睛有一点点不舒服的时候，就应该明白肝功能就开始下降，要调理了。影响脾功能以后，皮肤松弛没有弹性，严重者造成脏腑下垂，功能下降。脾功能下降的人会影响胃造成脾胃失调，爱吃凉的东西造成宫寒。宫寒以后就会造成月经量非常少，来月经痛经，来的都是黑血，嘴唇发紫。影响肺功能以后，就会得咽喉炎、鼻炎或过敏性鼻炎，肺有炎症的人额头上就会长斑；炎症的哮喘、干咳造成免疫力下降，爱感冒。子宫有糜烂的人，嘴唇一圈就会长斑；宫寒的人下巴爱长痘痘，便秘多年的人腮部会长斑，内分泌失调的人发际线周围长斑。以上一系列不舒服的症状表明我们的五脏功能下降了，都会和任脉有关。

（二）艾灸示例

1. 灸中脘：中脘为胃经和任脉经过，灸中脘主治脾胃病，是增强了患者的消化和吸收的能力，只要是能吃饭、消化和吸收，身体自然就会健康。灸中脘还可以治疗精神抑郁和狂躁，精神病跟胃经和肾经有关，如果有点抑郁症，要常艾灸中脘穴。

2. 灸关元：关是关门，元是元气。这个穴位是收敛气最足的地方，古代医案里记载暴脱症，突然晕倒，大小便都失禁，用药根本来不及，就要靠关元来收摄元气，重灸及针刺。关元是肝脾肾和任脉的交会穴，任、督、冲、肝、脾、肾以及小肠都与它有关，重灸，阳可以长起来。现代女子怀孕流产的现象非常普遍，其不知怀孕前多灸关元就可以固胎，增强固摄的力量。

三、冲脉循行及主病

夫冲脉者，五脏六腑之海也，五脏六腑皆禀焉；其上者，出于颃颡，渗诸阳，灌诸精；其下者，注少阴之大络，出于气街，循阴股内廉，入腘中，伏行骭骨内，下至内踝之后属而别；其下者，并入少阴之经，渗三阴；其前者，伏于出跗属，下循跗，入大指间，渗诸络而温肌肉。

（一）冲脉病候

《素问·骨空论》："冲脉为病，逆气里急。"

《难经·二十九难》作"冲之为病，逆气而里急。"

《灵枢·五音五味》："血气盛则充肤热肉；血独盛则澹渗皮肤，生毫毛。今妇人之生，有余于气，不足于血，以其数脱血也。冲任之脉，不荣口唇，故须不生焉。"说明冲脉与生殖关系密切。其病候有月经不调、崩漏、不育等。此外还主要表现为胸腹气逆而拘急、躁热、瘕疝、喘动应手、痿症等。

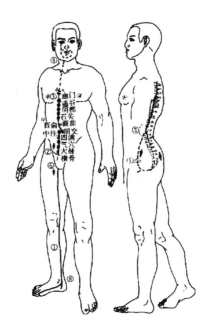

图 6-16 冲脉循行图

冲脉被称为"经络之海""十二经脉之海"和"五脏六腑之海",是从不同方面强调其在全身中的重要地位。因其重在通行血脉,故又简称"血海",是全身四海之一。通过冲脉的运行渗灌,在上部对头面五官起到"渗诸阳、灌诸精"的作用,五脏六腑也从而禀受其精气。对其他部位又能起"渗诸络而温肌肉"的作用。冲脉与任脉相结合,其血气盛衰关系到人体的发育和生殖功能,并影响毛发的分布和体力的强弱。即如《灵枢》所说:"血气盛则充肤热肉;血独盛则澹渗皮肤,生毫毛""任、冲不盛,宗筋不成""不荣口唇,故须不生"。

(二)临床示例

当冲脉不通,气血循环不畅,这个人的手脚冰凉,到中年后,怕冷,到老年以后就手脚麻木发僵,活动不自如。有些人脚跟裂,脚茧厚,久而久之就得了关节炎,腿部不适,全身不舒服,吃的营养不吸收,恶性循环又缺钙、腰酸腿软，腿抽筋，酸困，晚上躺在床上睡不着。有的乳房胀痛去医院检查又没有毛病，这是因为问题出在子宫和卵巢上，当子宫和卵巢有问题时，顺着冲脉上行的气血是有问题的，在乳根部位就形成堵塞，不及时治疗时乳腺就有问题了。卵巢功能下降，分泌的雌性激素不均匀时，就容易得乳腺小叶增生。卵巢有炎症或囊肿的人，脸额部就长斑，脸是女人健康的一面镜子，也是五脏六腑、子宫、卵巢的一面镜子。

四、带脉循行及主病

《难经·二十八难》："带脉者，起于季胁，回身一周。"

《灵枢·经别》："足少阴之正，至腘中，别走太阳而合，上至肾，当十四椎，出属带脉。"

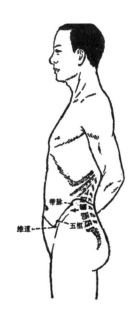

图 6-17 带脉循行图

（一）带脉病候

《素问·痿论》："阳明虚则宗筋纵，带脉不引，故足痿不用也。"

《难经·二十九难》："带之为病，腹满，腰溶溶若坐水中。"

《脉经·上足三阴脉》："苦少腹痛引命门，女子月水不来，绝继复下止，阴辟寒，令人无子；男子苦少腹拘急，或失精也。"

带脉的功能可概括为"总束诸脉"，健运腰腹和下肢。杨玄操《难经》："带之为言，束也。言总束诸脉，使得调柔也。"指约束纵行诸经脉，使起到协调和柔顺的作用。腰腹为胞宫和下焦之位，约束诸脉，也就能固摄下元。故带脉配合冲、任对男女生殖器官的关系尤为密切。《儒门事亲》："冲任督三脉，同起而异行，一源而三歧，皆络带脉。"

带脉病候主要表现为"带脉不引"，即约束无力所致各种弛缓、痿废诸证。如腰部酸软、腹痛引腰脊、下肢不利及男女生殖器官病症，包括阳痿、遗精、月经不调、崩漏、带下、少腹拘急、疝气下坠等。

带脉横斜于腰腹，绕身一周，有如腰带，"总束诸脉，使得调柔也"。带脉配合冲任，对男女生殖器官关系密切。带脉长于肚脐下1.8寸，像一条宽皮带一样围绕着人的腰部转一圈，上面约束着任冲督三脉，下面有四对韧带连接着女性的生殖系统悬挂于盆腔内。带脉属于弹性纤维，把卵巢分泌的雌性激素循环全身，参与脂肪代谢。

（二）临床示例

当带脉不通、卵巢功能下降的时候，女人的体型就会发生变化。临床上有些40岁以上的女人，在很短的时间内腹部就会长满肥肉，多认为脾虚，其实卵巢早衰的信号也在里面。

五、跷脉循行及主病

《灵枢·脉度》："跷脉者，少阴之别，起于然骨之后，上内踝之上，直上循阴股，入阴，上循胸里，入缺盆，上出人迎之前，入頄，属目内眦，合于太阳、阳跷而上行，气并相还，则为濡目，气不荣则目不合。"

《难经·二十八难》："阳跷脉者，起于跟中，循外踝上行，入风池。阴跷脉者，亦起于跟中，循内踝上行，至咽喉，交贯冲脉。"

阴跷脉起于足跟内侧足少阴经的照海穴，通过内踝上行，沿大腿的内侧进入前阴部，沿躯干腹面上行，至胸部入于缺盆，上行于喉结旁足阳明经的人迎穴之前，到达鼻旁，连属眼内角，与足太阳、阳跷脉会合而上行。

阳跷脉起于足跟外侧足太阳经的申脉穴，沿外踝后上行，经下肢外侧后缘上行至腹部。沿胸部后外侧，经肩部、颈外侧，上挟口角，到达眼内角。与足太阳经和阴跷脉会合，再沿足太阳经上行与足少阳经会合于项后的风池穴。

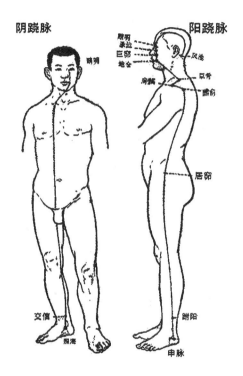

图 6-18 阴阳跷脉循行图

（一）跷脉病候

《难经·二十九难》曰："阴跷为病，阳缓而阴急；阳跷为病，阴缓而阳急。"跷病当分虚实，阴跷脉，虚则阴缓而不眠，实则阳缓而阴急；阳跷脉，虚则阳缓而多困，实则阴缓而阳急。

跷脉病候主要表现为两方面，一是失眠或嗜睡；二是下肢拘急。因阴跷循行于阴面，经下肢内侧，故其病见内侧面痉挛、拘急，外侧面弛缓；阳跷循行于阳面，经下肢外侧，故其病外侧面痉挛、拘急，内侧面弛缓。这些征象可见于癫痫一类病中,故同主痫症。

（二）临床示例

某患者,女,82岁;眩晕,有高血压病史,颈椎部有压痛,两个内眼角发痒,必须挠一挠才行,根据《灵枢》曰,跷脉起于照海穴处,在照海穴处点刺放血,可以泻跷脉处的实火,两内眼角发痒从此消失。

六、维脉循行及主病

阴维起于诸阴之交,其脉发于足少阴筑宾穴,上循股内廉,上行入少腹,循胁肋,上胸膈挟咽,上至顶前而终。

阳维起于足跟外侧,向上经过外踝,沿足少阳经上行到髋关节部,经胁肋后侧,从腋后上肩,至前额,再到项后,合于督脉。

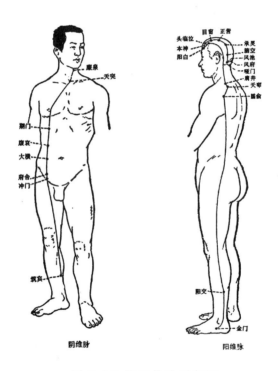

图 6-19 阴阳维脉循行图

维脉病候

阳维联络各阳经以归于督脉,阴维联络各阴经以归于任脉,当阴阳维脉经气出现异常,阴阳失去协调时就成病象。《难经·二十九难》说:"阳维为病苦寒热,阴维为病苦心痛"。张洁古解释说:"卫为阳,主表,阳维受邪为病在表,故苦寒热;营为阴,主里,阴维受邪为病在里,故苦心痛。"以上都说明,阳维脉主表证,阴维脉主里证。

治病必求于本,治病求本,本于阴阳,这是中医非常重要的一句话,治病一定要追索到阴阳这个根本,只一味论五行的中医也不是好中医。

第七节 典型病例

郁病案

刘某某,女,60岁,初诊时间:2018-09-18。

主诉:周身不适10余年。

刻下症:周身不适,乏力、视物模糊,忽冷忽热,嗳气,腹部胀满,关节疼痛,双手憋胀,小腹坠胀,夜寐欠安,纳差,小便失禁,大便干。

既往:2008年因便秘,于河北省某三甲医院行乙状结肠手术。

面诊:面色黧黄,两颧部散在黑色斑点,山根轻度横纹,鼻梁色青,鼻头色黧、散在黑色斑点,上唇右侧有一黑痣。

舌诊:舌质淡,舌边有齿痕,苔薄白(见彩插 图6-20)。

脉诊:脉濡沉细,左脉大于右脉。

经络诊:大腿部足少阳胆、足阳明胃循行部位,静脉瘀滞(见彩插 图6-21)。

见微辨证:面色黧黄、鼻头色黧、散在黑色斑点、右侧上唇有一黑痣、舌质淡、舌边有齿痕、足阳明胃循行部位静脉瘀滞,考虑胃部息肉改变;鼻梁色青,大腿部足少阳胆循行部位静脉瘀滞,考虑肝经虚寒、气血瘀滞;面色黧黄,两颧部散在黑色斑点,提示肾阳不足、肾水偏旺;两颧部散在黑色斑点,考虑肺气瘀闭、肩周不利;山根轻度横纹,考虑心肌缺血改变。

附 彩 插

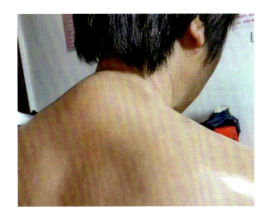

图 1-1 富贵包

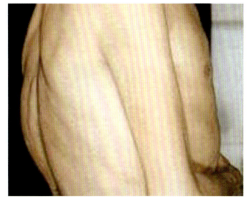

图 1-2 桶状胸

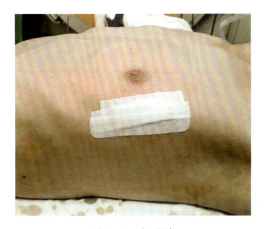

图 1-3 扁平胸

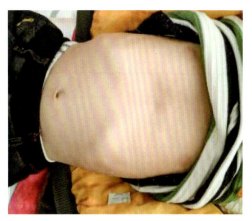

图 1-4 漏斗胸

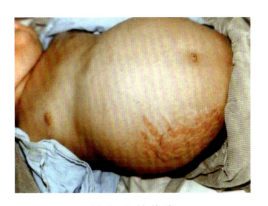

图 1-5 蛙状腹

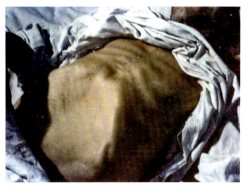

图 1-6 舟状腹

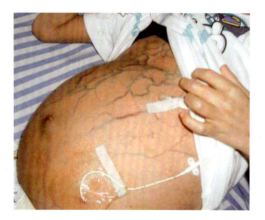

图1-7 腹壁青筋暴露

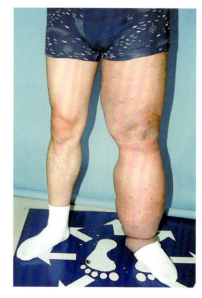

图1-8 橡皮腿

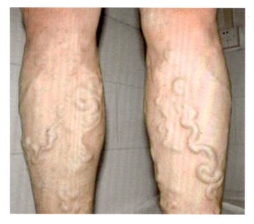

图1-9 下肢青筋暴露

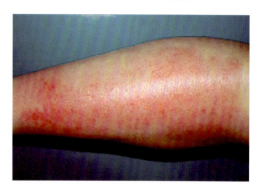

图1-10 下肢丹毒

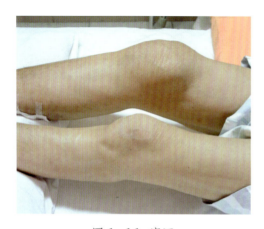

图1-11 痿证

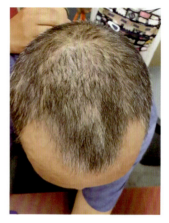

图1-12 厥阴肝经白发

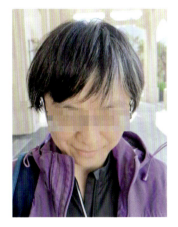

图 1-13 阳明胃经白发

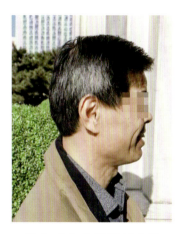

图 1-14 少阳胆经白发

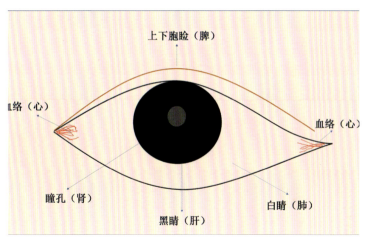

图 1-17 目部五脏分属图

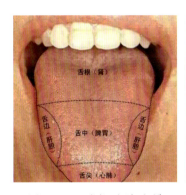

图 1-18 舌部脏腑分属

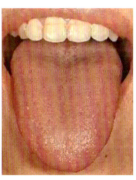

图 1-19 荣润有神

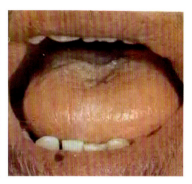

图 1-20 枯晦无神

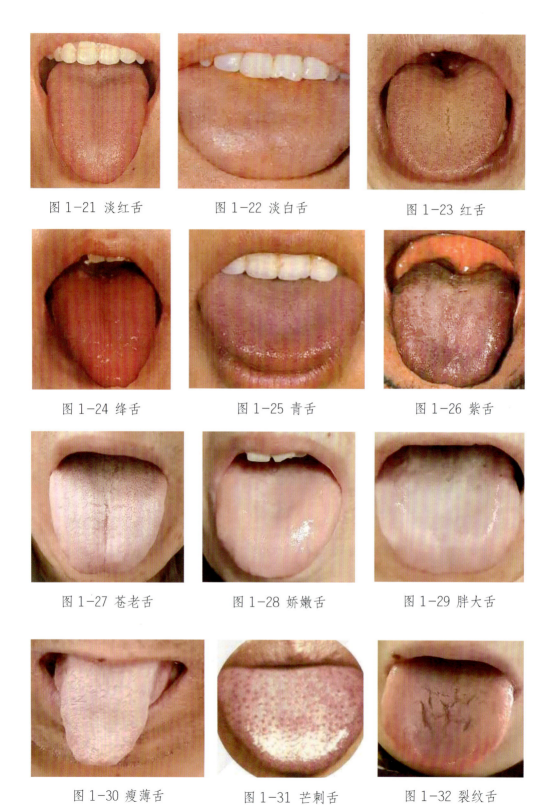

图1-21 淡红舌　　图1-22 淡白舌　　图1-23 红舌

图1-24 绛舌　　图1-25 青舌　　图1-26 紫舌

图1-27 苍老舌　　图1-28 娇嫩舌　　图1-29 胖大舌

图1-30 瘦薄舌　　图1-31 芒刺舌　　图1-32 裂纹舌

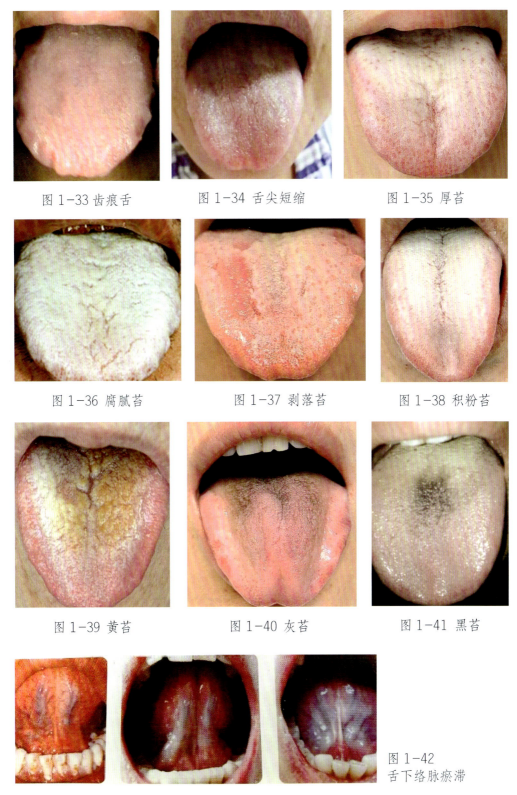

图 1-33 齿痕舌　　图 1-34 舌尖短缩　　图 1-35 厚苔

图 1-36 腐腻苔　　图 1-37 剥落苔　　图 1-38 积粉苔

图 1-39 黄苔　　图 1-40 灰苔　　图 1-41 黑苔

图 1-42 舌下络脉瘀滞

图 1-43 面诊

图 2-3 舌诊

图 2-4 面诊一

图 2-5 面诊二

河北医科大学第一医院
医学影像学诊断报告书

姓名：[redacted]　性别：女　年龄：58岁
科别：肾内一科（中西医结合）住院号：1925982　床位号：023
检查日期：2019.9.7　检查部位：胸部CT（64排）——
CT号：Z1159954

检查名称：胸部

检查方法：CT平扫

检查所见：

双侧胸廓对称。双肺气管及支气管通畅。双肺支气管血管束走行分布自然，右肺中叶外侧段可见微结节影，直径约0.2cm。右肺下叶可见薄壁透光区。纵隔、气管未见明显移位，纵隔内未见明确肿大淋巴结影。心脏各房室腔未见扩大。左冠状动脉走行区及主动脉边缘可见条形高密度影。所扫肝内可见多发类圆形低密度影，最大者直径约1.3cm，肝实质密度不均匀减低，CT值范围约为3-48HU。

印象：
1. 右肺中叶微结节；
2. 右肺下叶肺大泡；
3. 左冠状动脉钙化、主动脉硬化；
4. 肝内多发类圆形低密度影，肝实质密度不均匀减低，建议行上腹部CT平扫+增强扫描或行MRI检查。

报告医师：　审核医师：张志坤

审核医师签字后生效，本报告仅供临床医师参考。　报告日期：2019-09-07 09:02:14
患者拼音：Zou Li Ping　条码：2405340

图 2-6 胸部 CT 检查

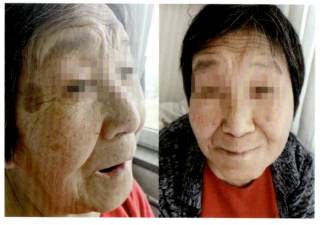

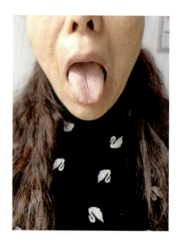

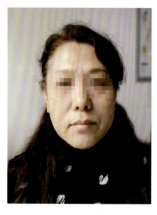

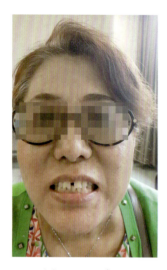

河北医科大学第一医院

胃镜检查报告单

姓名：　性别：女　年龄：58岁　检查日期：2019.8.31

检查号：43227　住院号：1925982　申请科室：肾内一科（中西医结合肾病）

联系电话：13731169171　家庭住址：盛邦花园

描述：

食管：黏膜光滑，血管纹理清晰。齿线清晰。

贲门：开闭尚可，齿线下缘12点位可见条索状糜烂斑。

胃：胃底黏膜光滑。粘液池色清、量中等。胃体皱襞规则，蠕动好。胃角黏膜粗糙，可见多发糜烂结节。胃窦黏膜红白相间，以红为主，可见散在点片状充血斑。

幽门：圆形，黏膜光滑。

十二指肠球部及降部：未见明显异常。

诊断：

贲门糜烂性质（炎？）

慢性非萎缩性胃炎伴糜烂

活检：

贲门×1　胃角×1

报告医师：　韩双双　签字：

联系地址：石家庄市东岗路89号　联系电话：　85917339　报告日期：　2019年8月31日

图 2-7 胃镜检查

图 2-8 舌诊

河北医科大学第一医院

医学影像学诊断报告书

姓名：　性别：女　年龄：38岁

科别：健康体检部　住院号：　床位号：

检查日期：2019.10.9　检查部位：3.0T颅脑磁共振平扫

MR号：M93954

检查名称：颅脑MRI平扫

检查方法：T1WI T2WI FLAIR

检查所见：

头颅大小、形态如常。脑灰白质分界清晰，双侧额顶叶脑白质内可见多发斑点状等T1稍长T2异常信号高FLAIR信号。脑室系统形态如常，内未见明确异常信号。先天性第5、6脑室显示，前部稍向两侧膨隆，最宽处约2.06cm；脑沟、脑裂如常，中线结构居中。垂体大小形态如常，内未见明确异常信号。

印象：1 双侧额顶叶脑白质多发斑点状高信号，性质待定（缺血灶？），建议复查；

2 透明隔囊肿。

报告医师：　审核医师：

审核医师签字后生效，本报告仅供临床医师参考。　报告日期：2019-10-10 08:40:52

患者拼音：Zhang Rui　条码：2436678

图 2-9 核磁检查

河北医科大学第一医院

医学影像学诊断报告书

姓名：　性别：女　年龄：38岁

科别：肾内一科（中西医结合肾病）住院号：1930514　床位号：005

检查日期：2019.10.13　检查部位：胸部CT（64排）--

CT号：Z1218502

检查名称：胸部

检查方法：CT平扫

检查所见：

双侧胸廓对称。双肺门影不大，气管及支气管通畅。双肺支气管血管束走行分布自然，左肺上叶舌段可见条索状高密度影，边界清。纵隔、气管未见明显移位，纵隔内未见明确肿大淋巴结影。心脏各房室腔未见扩大。

印象：左肺上叶舌段条索影。

报告医师：　审核医师：

审核医师签字后生效，本报告仅供临床医师参考。　报告日期：2019-10-13 08:18:32

患者拼音：Zhang Rui　条码：2440244

图 2-10 肺部CT胃检查

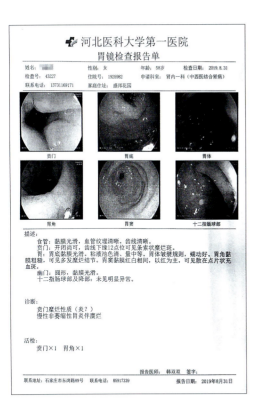

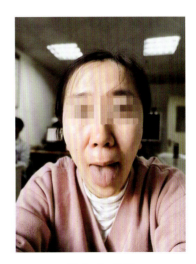

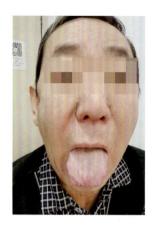

图 3-2 舌诊

九宫八卦划分法

九宫八卦划分法是目前手诊中最常用的手掌划分方法，它继承并发展了古代手掌八卦分区法。中医学认为，八卦的每卦代表相应脏腑的功能，所以卦位上的表征变化即可反映脏腑的病变，手诊中借鉴了这一观点，根据后天八卦把手掌分为九区，以此指导诊断。

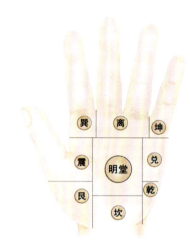

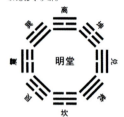

图 4-1 手掌九宫八卦划分

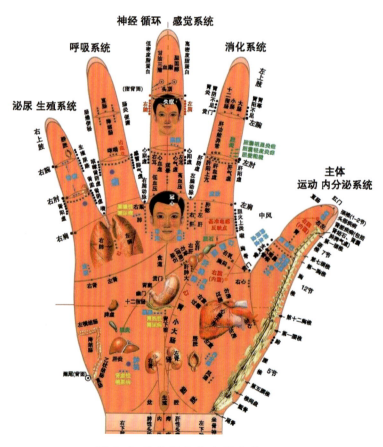

图 4-3 手掌部生物全息定位

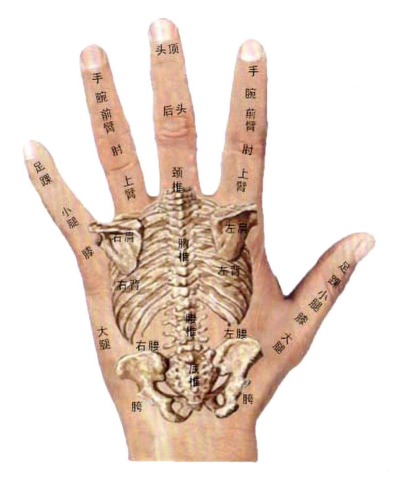

图 4-4 手背部生物全息定位

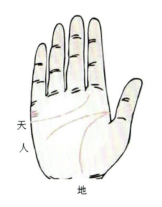

图 4-2 天地人三才在主线上的配合

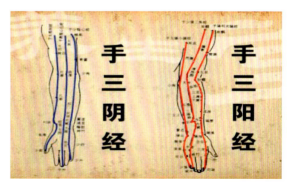

图 4-5 手部经络分布

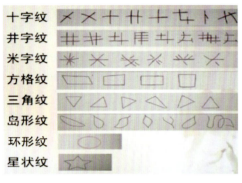

图 4-6 掌纹形态

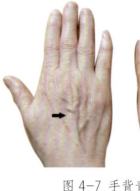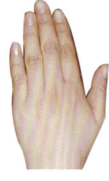

图 4-7 手背青筋图

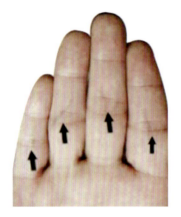

图 4-8 手指青筋图

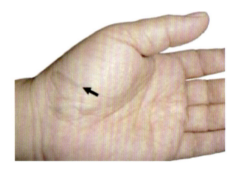

图 4-9 大鱼际青筋图

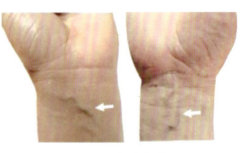

图 4-11 内关青筋图

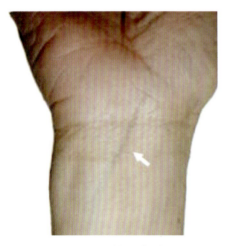

图 4-10 腕横纹青筋图

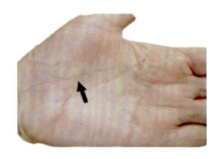

图 4-12 生命线青筋图

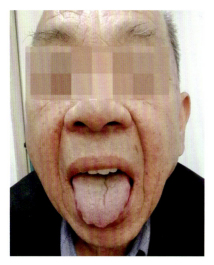

图 4-13 舌诊

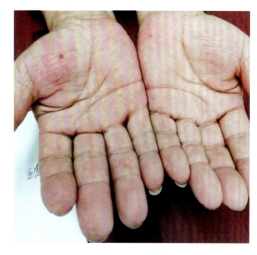

图 4-14 手诊

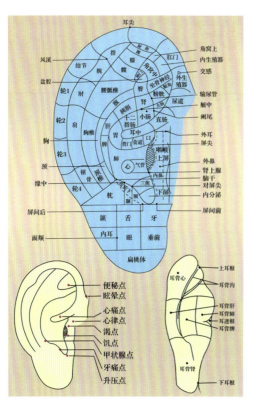

图 5-2 标准化耳穴示意图

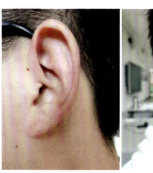

图 5-3 耳诊

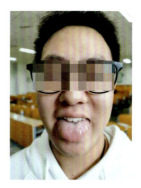

图 5-4 舌诊

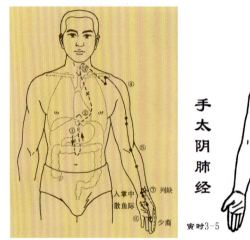

图 6-2 手太阴肺经循行图

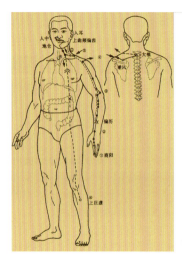
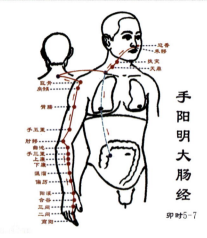

图 6-3 手阳明大肠经循行图

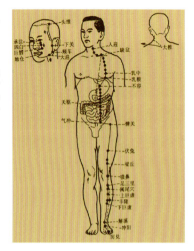
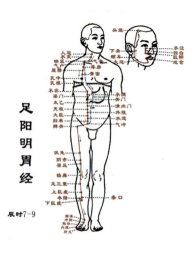

图 6-4 足阳明胃经循行图

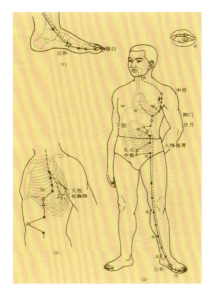
图 6-5 足太阴脾经循行图

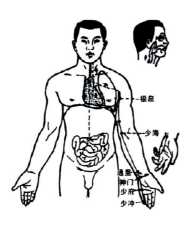
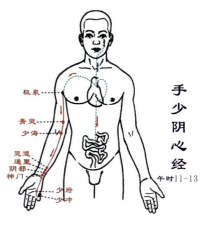
图 6-6 手少阴心经循行图

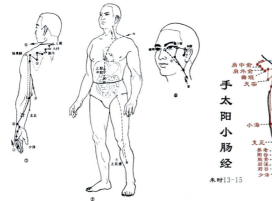
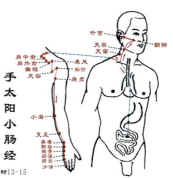
图 6-7 手太阳小肠经循行图

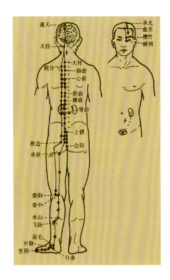
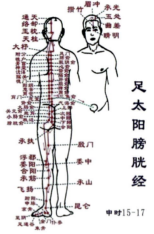

图 6-8 足太阳膀胱经循行图

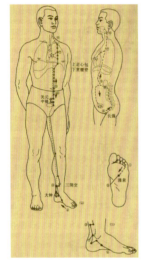
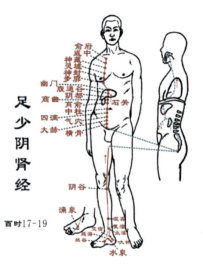

图 6-9 足少阴肾经循行图

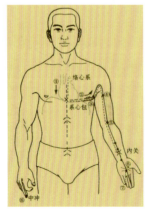
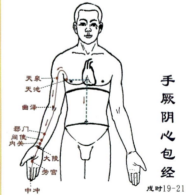

图 6-10 手厥阴心包经循行图

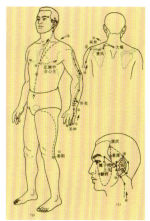
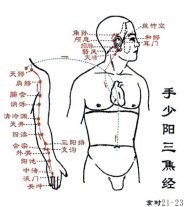

图 6-11 手少阳三焦经循行图

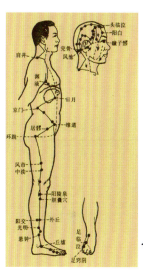
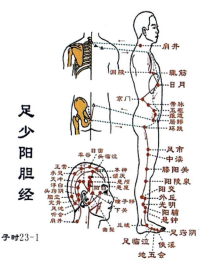

图 6-12 足少阳胆经循行图

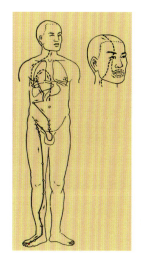
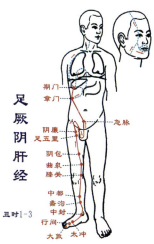

图 6-13 足厥阴肝经循行图

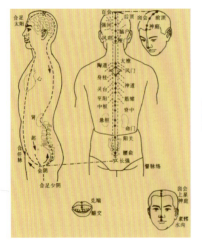 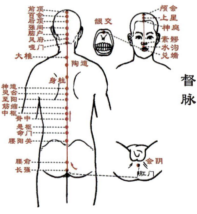

图 6-14 督脉循行图

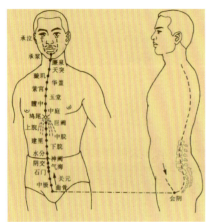 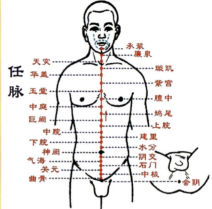

图 6-15 任脉循行图

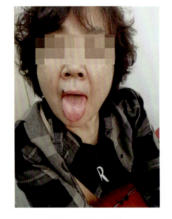 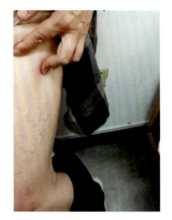

图 6-20 舌诊　　　　　图 6-21 经络诊